INHALTSVERZEICHNIS

For Lorcan who kept me on the road
For Jay who provided a garage

TECHNISCHE VORBEMERKUNGEN

(1) Die Arbeit basiert auf einer empirischen Studie.
Aufbau, Material und Methode werden im Anhang vorgestellt in der Testprozedur.

(2) Die dem empirischen Teil der Arbeit zugrunde liegenden Bildergeschichten befinden sich im Anhang:
"Der verlorene Sohn", S. 89, von E. C. Plauen "Vater und Sohn", Konstanz (1949 - 1952).
"Sorry", S. 91, von Claire Brétecher (Sunday Times Magazine, London, März 1980).
Im Anhang befindet sich auch die Zeichenerklärung zu den Transkodierungen, S. 90.

(3) Die Testpersonen (Textteilnehmer) werden im fortlaufenden Text der Arbeit namentlich und numeriert eingeführt. Bei den klinischen Testpersonen wurden die Namen anonymisiert. Über die Numerierung können die Testpersonen in einer Tabelle im Anhang, S. 99, zu einer Textteilnehmergruppe bzw. einem aphasischen Syndrom zugeordnet werden.
Aus einer Übersicht im Anhang geht auch hervor, welche Resultattexte (Transkodierungen) im fortlaufenden Text der Arbeit zitiert werden, S. 100.

VORWORT

Die vorliegende Arbeit ist die für den Druck überarbeitete, von den Philosophischen Fakultäten der Universität Freiburg im Sommer 1983 angenommene Dissertationsschrift.
Für die Überlassung des Themas und seine Förderung während der Entstehung der Dissertation danke ich Herrn Prof. Dr. H. Pilch, Freiburg.
Herr Prof. Dr. W. Raible, Freiburg, begleitete die Entstehung der Arbeit mit steter Anteilnahme. Für seine intensive Auseinandersetzung mit meinen Vorschlägen und die konstruktiven Hinweise gilt ihm meine besonders empfundene Dankesschuld.
Herrn Prof. Dr. W. Elmer, Dortmund, möchte ich meinen herzlichen Dank aussprechen für sein grundlegendes Interesse und die konziliante Unterstützung und fruchtbare Zusammenarbeit während der Druckerstellung.
Meinen Dank möchte ich auch den Klinikern aussprechen:
Herrn Prof. Dr. Cl. Faust und Frau Dr. K. Faust, Freiburg und Elzach, denen ich entscheidende Anregungen verdanke.
Herrn Prof. Dr. Y. Lebrun, Brüssel, danke ich für ein klärendes Gespräch in der Anfangsphase.
Für die Überlassung ihrer Patienten und entscheidende Kontakte danke ich besonders Frau Ch. Shewell, Cambridge, und Frau E. Bridgman, London.
Danken möchte ich auch dem Deutschen Akademischen Austauschdienst für seine Unterstützung bei der Materialsammlung an englischen Kliniken und Herrn Dr. C. Wallesch für die Überlassung von Patienten in Freiburg.
Frau G. Schneider danke ich für die Bereitschaft, Vortests an ihrer Schulklasse in Krefeld-Oppum vornehmen zu können und meinem Vater danke ich für die Bereitstellung klinischer Vortestmöglichkeiten.
Mein besonderes Dankeschön gilt allen Versuchsteilnehmern, meinen Studenten und den Patienten für ihre Geduld und Kooperation.
Glück hatte ich, indem ich auf Peter Handlich stieß: Seiner Umsicht ist es zu verdanken, daß aus einem Blätterwald ein Typoskript mit graphisch überarbeiteten Abbildungen erwuchs.
"Last not least" möchte ich Herrn Prof. Dr. H. Brekle für die Aufnahme der Dissertation in die Linguistischen Arbeiten danken und dem Verlagsherrn für seine unbürokratische Zusammenarbeit.

Freiburg und Dortmund im Dezember 1984 Amei Koll-Stobbe

1. EINLEITUNG

1.1. Thematische Eingrenzung der Arbeit

Sich als Anglist und Linguist mit pathologischer Sprache zu befassen, kann nicht als selbstverständlich angesehen werden und erfordert einige klärende Überlegungen. Man kann argumentieren, daß sich im Objektbereich englische Sprache auch pathologische englische Sprache befindet, die man auf den verschiedenen Ebenen der Einzelsprache (Phonetik/Phonologie, Syntax, Semantik) analysieren kann, um zu Erkenntnissen über das englische Sprachsystem zu gelangen.

Wir wollen hier einen anderen Weg gehen: Wir werden versuchen, das Netz zwischen klinischer Empirie und von ihrem Status her interdisziplinärer Theorie zu spannen, um beispielhaft an englischsprachigen Textvorkommen zu linguistisch fundierten und auch im Rahmen einer Fremdsprachenphilologie anwendbaren Aussagen über Textleistung zu gelangen.

Unser Erkenntnisziel ist, von einem pragmatisch transaktional motivierten Textkonzept der Interaktion zu einem semantisch kognitiv fundierten Textleistungskonzept der Intraaktion zu gelangen: Text ist nicht nur das Modell für das, was wir sagen wollen, sondern auch dafür, wie wir es sagen wollen. Die klinische Empirie fungiert dabei im Sinne der alten medizinischen Weisheit pathologia illustrat physiologiam und soll den Erkenntnisweg modellieren.[1]

Im Sinne einer systematisierbaren Untersuchung müssen wir dabei folgende Einschränkungen vornehmen:

(1) Wir werden den narrativen Texttyp im Sinne eines exemplum für im Sprachsystem zu präsentierende Textleistung untersuchen.

---

1 im Sinne von Obler/Menn 1982: XVII "data from exceptional fields(have) been invoked to discriminate or even motivate a choice between alternative theoretical systems", nicht im Sinne der Dokumentation der psychologischen Realität theoretischer Konstrukte. Dabei gilt für die klinisch empirischen Daten, was Morton so umschreibt: "I will only look at their behavior: The site and cause of their lesions is of no relevance to what I am doing, though it is, of course, of great interest in its own right" Morton 1982:90.

(2) Wir werden die Invariante narratio im Komplex Bild - Sprache anhand von Trankodierungsprozessen und ihrer linguistischen Repräsentation untersuchen.

Während die erste Restriktion es uns ermöglicht, Textleistung technisch (hier: linguistische Textsemantik) einzugrenzen, erweitert die zweite Eingrenzung dieses technische Konzept prozessual: Am Beispiel der klinischen Empirie wird ein Textleistungsmodell entwickelt, in das die linguistischen Repräsentationen als Signale für semantische (hier: kognitiv perzeptuelle) Prozesse einfließen.

Eingebettet ist die Untersuchung zum einen in die klassifikatorische Textlinguistik (Gülich/Raible, Harweg, Halliday/Hasan), zum anderen in die interdisziplinäre kognitive (empirische) Semantik vorwiegend amerikanischer Provenienz (de Beaugrande, Chafe, Fillmore, Lakoff, Tannen). Sie ist zu verstehen auch als Reaktion auf klinische Arbeiten zum Textverständnis (s. 2.2.) und Ansätze im Komplex Bild - Sprache im Rahmen der kognitiven Psychologie und Semiotik (s.5.3.2. und 5.3.1.), über deren Erkenntnisse das experimentelle Aufbrechen der semantischen Prozesse als Grundlage für unser Textleistungskonzept erst ermöglicht wurde.

1.2. Struktur der Arbeit

Wir beginnen mit einer Skizze des Komplexes Sprache und Gehirn, um eine knappe Grundlage für die von uns als empirischen Wegbereiter dienenden aphasiologischen Textbeispiele zu erhalten. Daran anschließend stellen wir klinische Arbeiten zur Textleistung bei Aphasie vor (Aachener-, Konstanzer-, Bostoner-Schule). Als Reaktion darauf stellen wir ein komplexes Textmodell vor, das in einem ersten eigenen empirischen Ansatz auf der Basis sprachlicher Präsentationen als Modell für Textleistung bei Aphasikern eingesetzt wird. Das Ergebnis führt dazu, die Textleistung (pragmatisch reduziertes Textleistungskonzept) der Aphasiker mit Hilfe eines klassifikatorisch-deskriptiven Ansatzes als Kommunikationsartleistung zu spezifizieren.

Die prozessuale Komponente des Textmodells fließt in die zweite empirische Untersuchung zu semantischen Prozessen am Beispiel der Transkodierungsprozesse im Komplex Bild - Sprache ein. Die eigentliche Textleistung wird als prozessuale Integrationsleistung der durch den zweidimensionalen sprachlichen Operationsraum vorgegebenen semantischen Prozesse und ihrer linguistischen Repräsentation entwickelt. Die experimentelle Aufbrechung semantischer Prozesse im Komplex Bild - Sprache führt über die klinische Empirie zu einem kognitiv prozessualen Textleistungskonzept.

2. KOMPLEX PATHOLOGIE DER SPRACHE (APHASIOLOGIE)

2.1. Zentrale Sprachstörungen: Klinik der Aphasien

2.1.1. Desintegration sprachlicher Funktionsprozesse als klinische Symptome

Die Schaltzentrale für sprachliche Prozesse bildet der menschliche Neokortex, d.h. die Rindenschicht des Großhirns mit seinen sich durch die Nervenfaserbündel des Corpus Callosum[1] austauschenden asymmetrischen Hemisphären[2].
Als Lateralität bezeichnet man dabei die, was die Sprache betrifft, funktionale Asymmetrie der beiden Hemisphären: Eine von ihnen (in der Regel die linke[3]) ist für die Sprache dominant. Aphasie ist nun eine zentrale Sprachstörung, die sich nach unterschiedlichsten Hirnverletzungen einstellen und sich auf alle expressiven und rezeptiven sprachlichen Modalitäten erstrecken kann.[4]

Prinzipiell können wir zwei Zentren für die höheren sprachlichen Funktionen im menschlichen Großhirn annehmen, wie wir auf der Abb. 1 sehen.

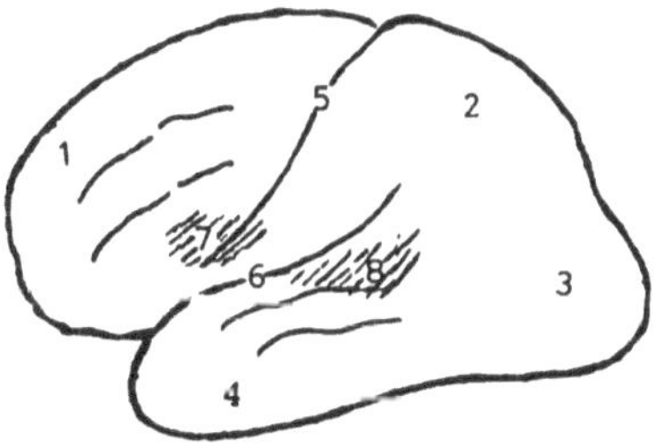

1 Frontallappen
2 Parietallappen
3 Okzipitallappen
4 Temporallappen
5 Rolandische Furche
6 Sylvische Furche
7 anteriores Sprachzentrum
8 posteriores Sprachzentrum

Abb. 1 Laterale Ansicht der linken Großhirnhemisphäre

---

1 Die Durchtrennung des sogenannten Balken führte zu den spektakulären "split brain" Experimenten, s. Gazzaniga 1970.

2 Es gibt auch Hinweise für eine (geringere) anatomische Asymmetrie, s. etwa Geschwind et al., Human brain: left-right asymmetries in the temporal speech region, Science 161, No. 3837 (186-7), 1968.

3 s. zum Problem der Händigkeit und Lateralität Poeck 1968, Geschwind 1980.

4 Den technisch Läsion genannten pathologischen Herden können verschiedene Ursachen zugrunde liegen, wie eine vaskuläre Ätiologie bei einem Insult oder Aneurysma, ein Trauma, etwa durch einen Unfall, oder auch ein Neoplasmus (Geschwulst). Dabei spielen die vaskulären Ätiologien eine wichtige Rolle bei der experimentellen Untersuchung, da bei ihnen von Läsionen in fest umrissenen Hirnarealen (nämlich den jeweiligen Versorgungsgebieten der Arterie) ausgegangen werden kann.

Im posterioren Sprachzentrum[5] befinden sich funktionelle Areale für Sprachwahrnehmung, Sprachverarbeitung und Sprachspeicherung, die prozessual gesehen, im Rahmen einer hierarchischen Organisierung sukzessive Information bezüglich eines (simultanen) Systems verarbeiten. Im Rahmen der in der strukturalistischen Linguistik weiterentwickelten Zweidimensionalität von Sprache[6] können wir unterstellen, daß die paradigmatische Organisation von Sprachprozessen (und damit Selektionsoperationen) beeinträchtigt ist.[7] Die syntagmatische Organisation des Sprachsystems ist dagegen relativ intakt. Deshalb wird diese Aphasikergruppe auch oft zu einem flüssigsprechenden Syndrom zusammengefaßt.[8] Jakobson bezeichnet diese "Redseligkeit" als reaktives Sprachverhalten:

> "For aphasics of the first type (selection deficiency), the context is the indespensable and decisive factor. When presented with scraps of words and sentences, such a patient readily completes them. His speech is merely reactive: he easily carries on conversation, but has difficulties in starting a dialogue."[9]

Das anteriore Sprachzentrum ist morpho-physiologisch für die Organisation motorischer Funktionsprozesse ausgestattet. Ausfälle machen sich in der seriellen Organisation von Sprache bemerkbar oder strukturalistisch ausgedrückt:

---

5 Im Sinne eines dynamisch-funktionellen Lokalisationskonzeptes, wie von Luria 1973, Luria 1973b, Pribram 1971, Brown 1977, Goldstein 1948:50 dargestellt. Zur Entwicklungsgeschichte des Konzepts der Lokalisation s. Zangwill 1978, Walsh 1978:17ff. Das anteriore Sprachzentrum wird oft auch als Brocasches Sprachzentrum bezeichnet, das posteriore als Wernicke Zentrum. Paul Broca und Carl Wernicke gelten als die Väter der modernen Aphasieforschung (allerdings auf der Basis eines klinisch-anatomisch-statischen Lokalisationskonzeptes) s. eine pointierte Darstellung der frühen Aphasieforschung in Paris 1861 - 1864 von Pierre Marie in der Semaine Médicale 26 (565-571) 1906.

6 Im Sinne der Dichotomien von de Saussure und Jakobson, s. für die Aphasiologie Jakobson 1956, s. auch Seiler 1978.

7 Ob das in gleichem Maße für das Sprachverständnis wie die Sprachproduktion gilt, ist zur Zeit noch nicht genau belegbar. Als zentraler Diskussionspunkt gilt dabei die Frage, ob die semantische Organisation des Lexikons gestört ist oder nur der genaue Zugriff zum Lexikon, s. etwa Milberg/Blumstein 1981, Stachowiak 1979 und Übersicht z. B. in Friederici 1984.

8 Howes 1964, Benson 1967, Wagenaar et al. 1975. Zur Kritik von linguistischer Seite s. Kean 1977:11f.

9 Jakobson 1956:77

Die Organisation von Sprache auf der syntagmatischen Achse des Sprachsystems (phonologische, syntaktische Ebene)[10] ist eingeschränkt. Jakobson bezeichnet diesen Aphasietyp als Kontiguitätsstörung:

> "Impairment ... to combine simpler linguistic entities into more complex units, is actually confined to one type of aphasia ... There is no worldlessness, since the entity preserved in most of such cases is the word, which can be defined as the highest among the linguistic units compulsorily coded ... This contexture-deficient aphasia, which could be termed Contiguity Disorder diminishes the extent and variety of sentences."[11]

Schädigungen der Hirnareale, in denen die Verarbeitung von Sprache stattfindet, führen zu isolierten Störungen des Sprachverhaltens als kognitiver Leistung, wobei phonologische, syntaktische und semantische Komponenten je nach Lokalisation der Schädigung unterschiedlich stark betroffen sein können.[12] Aphasie kann als Störung der sprachlichen Kompetenz angesehen werden, aber nicht im Sinne einer restriktiven Theorie als von jeder sprachlichen Aktivität unabhängiger Algorithmus aufgefaßt, sondern im Sinne einer kommunikativen Kompetenz, die dem allgemeinen Sprach<u>gebrauch</u> zugrunde liegt.[13]

---

10 Zur Zeit findet eine Diskussion darüber statt, ob ein primär phonologisches Defizit vorliegt (Argumentation im Sinne einer restriktiven linguistischen Theorie, Kean 1975, 1977) oder ein primär syntaktisches Defizit (Argumentation der (klinischen) Neuropsychologen), s. Friederici 1984, Berndt/Caramazza 1980. Die Diskussion wird in der Zeitschrift Cognition geführt mit einer für den Linguisten lesenswerten empirischen Darstellung von Grodzinsky 1984.

11 Jakobson 1956:85

12 Stachowiak 1979:2

13 Einen interessanten Überblick zur theoretischen Entwicklungsgeschichte der Dichotomien langue - parole, Kompetenz - Performanz gibt U. Quasthoff, Soziales Vorurteil und Kommunikation - Eine sprachwissenschaftliche Analyse des Stereotyps, Frankfurt: Athenäum 1973. Zur kommunikativen Kompetenz s. etwa Gumperz: "The ability to use linguistic variables, to shift among locally current codes or styles, to select suitable phonetic variants, or prosodic or formulaic actions, must form an integral part of a speaker's communicative competence " Gumperz 1982:206. Zur Problematik des restriktiven Konstrukts Kompetenz/Performanz für die klinische Empirie s. Bierwisch/Weigl 1970:4 vs. Whitaker 1971:12, 16 und für eine Linguistik des Sprachgebrauchs s. Chafe 1970:66:"It is evident that the syntacticist model has nothing directly to do with language use. For that reason it advocates have been forced to use as a rationalization the distinction between performance and competence" und Fillmore 1979:88f. In der klinischen Diagnostik wird die kommunikative Kompetenz als Maß für den Schweregrad der Aphasie aufgeführt, s. Goodglass/Kaplan 1972:67 (severity rating scale) und Wagenaar et al. 1975:287 (communicative capacity).

2.1.2. Linguistik als deskriptive klinische Hilfswissenschaft

Innerhalb der klinischen Situation fungiert der Linguist als Hilfswissenschaftler: Über die "Sprache", genauer gesagt - die expressiven Sprachausfälle, ist der Syndromkomplex Aphasie nämlich detailliert zu umfassen. Aphasietypen sind Formen von Sprache. Die Merkmale, die diese unterscheiden, sind sprachlich.[14]

Linguistische Beschreibungen werden zur Grundlage von Aphasieklassifikationen. Um dies zu veranschaulichen, geben wir hier die Übersichtstabelle der Aachener Aphasiegruppe wieder, die vier aphasische Syndrome klassifizieren:

	amnestische Aphasie	Wernicke-Aphasie	Broca-Aphasie	globale Aphasie
Sprachproduktion	meist flüssig	flüssig	erheblich verlangsamt	Spärlich bis Ø, auch Sprachautomatismen
Artikulation	meist nicht gestört	meist nicht gestört	oft dysarthrisch	meist dysarthrisch
Prosodie (Sprachmelodie-rhythmus)	meist gut erhalten	meist gut erhalten	oft nivelliert, auch skandierend	oft nivelliert, bei Automatismen meist gut erhalten
Satzbau	kaum gestört	Paragrammatismus (Verdoppelungen u. Verschränkungen von Sätzen u. Satzteilen)	Agrammatismus (nur einfache Satzstrukturen, Fehlen von Funktionswörtern)	nur Einzelwörter, Floskeln Sprachautomatismen
Wortwahl	Ersatzstrategien bei Wortfindungsstörungen, einige semantische Paraphasien	viele semantische Paraphasien, oft grob vom Zielwort abweichend, semantische Neologismen, in der stärksten Form: semantischer Jargon	relativ eng begrenztes Vokabular, kaum semantische Paraphasien	äußerst begrenztes Vokabular, grob abweichende semantische Paraphasien
Lautstruktur	einige phonematische Paraphasien	viele phonematische Paraphasien bis zu Neologismen, auch phonematischer Jargon	viele phonematische Paraphasien	sehr viele phonematische Paraphasien u. Neologismen
Verstehen	Leicht gestört	stark gestört	leicht gestört	stark gestört

Abb. 2 Aachener Aphasietabelle[15]

---

14 Harweg 1981:113f.

15 Aus Poeck 1981:98, s. ausführlich Huber et al. 1982. Dabei wären die amnestische und die Wernicke Aphasie tendentiell dem posterioren Syndrom zuzuordnen, die Broca Aphasie dem anterioren Syndromenkomplex. Im anglo-amerika nischen Bereich gilt derzeit das Bostoner Aphasiemodell als führend, Goodglass/Kaplan 1972.

Abhebend auf die Sprachstörung fordert Jakobson die führende Rolle der Linguisten innerhalb der Aphasiologie:

> " ... le champ de l'aphasie était généralement méconnu. Il y avait cependant quelques neurologues et psychologues qui ... étaient conscients de ce que l'aphasie est d'abord et avant tout une désintégration du langage et que, les linguistes traitant du langage, c'est à eux de révéler la nature exacte de ces divers dégâts."[16]

Eingeschränkt wird das aus dem Objektbereich Sprache sich ergebende Primat der Linguisten durch die spezifische Situation des Aphasikers: Aphasie ist causaliter eine Hirnkrankheit, und die gestörte Sprache ist im Regelfall nur ein Symptomenkomplex. Obwohl also Aphasie ein linguistisches Problem darstellt, ist der Aphasiker ein medizinisches Problem. Aphasiker sind zunächst einmal kranke Menschen, die sich in die Obhut eines Arztes begeben.
Bei der Anordnung zu einem der Syndrome sind in der klinischen Situation mehrere Punkte zu beachten: Das sprachliche Leitsymptom (wie in der Tabelle aufgeführt) ist natürlich nur ein Aspekt der klinischen Diagnostik. Dazu tritt das allgemeine klinische Bild, der Verlauf der Krankheit, die Lokalisation der Läsion und die Differentialdiagnose.[17]

Bevor wir uns dem Problemkreis Textleistung zuwenden können, müssen wir die Frage nach der sprachlichen Präsentation von Textualität und der linguistischen Repräsentation von Textprozessen unter der pathologischen Restriktion erst einmal anhand der Literatur dazu im klinischen Bereich abtasten.

---

16 Jakobson, Les règles des dégâts grammaticaux, in: J. Kristeva, J.-C. Milner et al. (Hg.), Langue, discourse, société, Paris 1975:11.
17 s. zur Klinik der Aphasien Poeck (Hg.) 1982.

2.2. TEXTLEISTUNGSKONZEPTE IN KLINISCH-APHASIOLOGISCHEN ARBEITEN

2.2.1. Textleistung als pragmatisch und syntaktisch einfache Problemlösung

Die Überprüfung von Sprachverständnis auf Textebene geschieht in der klinischen Situation gerne über Texttypen, zu deren Wesen die Pointe gehört. So schildert Peuser [1], daß in Bonn dazu meist kurze Fabeln eingesetzt werden. Das Verständnis der Pointe wird mit Entscheidungs- oder Mehrfachwahlfragen überprüft, auf die auch non-verbal reagiert werden kann (man denke an schwer expressiv gestörte Aphasiker).

Auch die Bostoner Schule geht diesem Ansatz nach[2] und die Aachener Gruppe entscheidet sich für kurze Geschichten mit einer Pointe, anhand derer Textverständnis überprüft werden soll (siehe nächste Seite).

Nach den am Sprachsystem orientierten Beschreibungsmodellen für die expressiven Sprachausfälle, rückte jetzt die Linguistik der Sprachverwendung, die Pragmatik, an die Stelle der strukturalistisch und generativ geprägten Systemlinguistik. Die Aphasiologie wandte sich den Kommunikationsprozessen zu. Text wird in der Aphasiologie gleichgesetzt mit "transphrastischer" Kommunikation. Kalverkämper bezeichnet die Pragmalinguistik als

> "Schmelztiegel für linguistisch relevante Fragen, Verfahrensweisen und Ziele, die die Rhetorik, Semiotik, Ethnologie, Kommunikationsforschung, Anthropologie, Soziologie, Psychologie berühren, anschneiden oder umfassen."[3]

Bei dieser Heterogenität droht die Gefahr, das linguistische Terrain methodologisch zu verlassen oder aber Trivialitäten aus den Nachbarwissenschaften zu übernehmen.[4] Tatsächlich wird die am Sprachsystem orientierte Textlinguistik von der Aphasiologie mehr oder weniger ignoriert.

---

1 Peuser 1978:224, s. auch Bay 1960:149 "Prüfung des Sinnverständnisses". Wir werden im folgenden Arbeiten der wichtigen Aphasieforschungszentren in Aachen, Bonn, Konstanz, Boston und Texas vorstellen.

2 Etwa Gardner et al. 1975.

3 Kalverkämper 1981:71. Zu transphrastisch s.S. 18, Anm.2.

4 Kalverkämper 1981:71

Die Beschäftigung mit dem pragmatischen Textkonzept wird klinisch motiviert:

> "Das Bewältigen einer kommunikativen Situation setzt Textverständnis voraus. Seine Überprüfung ist gerade für die Beurteilung von Rehabilitations- und Wiedereingliederungschancen solcher Aphasiker wichtig, die im Einwort- und Satzverständnis nur leicht gestört sind."[5]

Das Versuchsmaterial der Aachener Gruppe besteht aus 26 Geschichten, die alle gleich aufgebaut sind. Jeweils der vierte von sechs Sätzen kommentiert die im Vortext geschilderte Situation durch eine metaphorische Redewendung. Der letzte Satz stellt den Bezug zur Aufgabe her. Der Patient soll durch das Zeigen eines bestimmten Bildes dokumentieren, ob er die Metapher richtig im Kontext versteht:

> "Die Wahl eines korrekten Bildes setzt voraus, daß erstens aus dem Text die notwendigen semantisch-pragmatischen elementaren Bestandteile identifiziert werden, und daß zweitens die Rekonstruktion der Information, die für die Zuordnung von Bild und Text erforderlich ist, adäquat erfolgt."[6]

Dazu ein Beispiel aus dem Aachener Textkorpus:

> "Herr Schultz ist Angestellter in einem kleinen Betrieb. Seine Kollegin findet ihn zu diensteifrig. Jeden Morgen, wenn Herr Schultz dem Direktor am Eingang begegnet, nimmt er ihm sofort Mantel und Tasche ab. Er ist ein richtiger Radfahrer. Seine Kollegin kann über so ein Verhalten nur lächeln. Welches Bild zeigt, wie er sich verhält?"

Bild 1:
Abänderung der Situation (Objekte)
Bild 2:
Abänderung der Handlung
Bild 3:
Konkrete Darstellung der Metapher
Bild 4:
Abänderung der Person
Bild 5:
passend.[7]

Überraschend bei dem Ergebnis dieses Testes war, daß auch die gesunden Kontrollgruppen viele Fehler machen und daß sich die Aphasiker weder untereinander noch von den Kontrollgruppen (Gesunde und Patienten mit einer Läsion in der rechten Hemisphäre) abheben.[8]

Die Autoren interpretieren dies so, daß bei Aphasikern die Fähigkeit zu kontextualisieren erhalten ist,[9] so daß sie darüber und mit Hilfe der großen Redundanz auf Textebene lexikalische und grammatische Fehlleistungen kompensieren können.[10]

---

5 Huber et al. 1975:95, auch Stachowiak et al. 1977.
6 Huber et al. 1975:91.
7 ebd.
8 Stachowiak et al. 1977:188.
9 Stachowiak et al. 1977:190f.
10 ebd. 194.

Verstärkt wird diese Interpretation durch ein Nachfolgeexperiment.[11]
Hier wurde der Einfluß von textueller Redundanz weitgehend herausgefiltert, indem die Texte so stark vereinfacht wurden, daß sie folgendem Textbegriff entsprachen:

> "Text besteht aus durch Regualisierung vereinfachten Sätzen, die jeweils einen Elementargedanken wiedergeben."[12]

In diesem Experiment erhielt man dementsprechend auch signifikante quantitative Differenzen zwischen den aphasischen Versuchsgruppen und den Kontrollgruppen.[13]

Nun kann man einwenden, daß dieser Textbegriff zu (statisch) einseitig dem Satzbegriff verbunden sei und damit letzten Endes nur bestätigt, was auch Engel feststellte: Dorothea Engel untersuchte Sprachverständnis auf Textebene, indem sie Geschichten reproduzieren ließ. Die Wiedergaben der Aphasiker verdeutlichen in besonderer Ausschließlichkeit die Eigenstämdigkeit einer makrostrukturellen Ebene sprachlicher Kommunikation, während die lokalen Ebenen (und das verstärkt das obige Aachener Ergebnis), auf denen sich das grammatische Regelsystem auswirkt, beeinträchtigt sind.[14]
Engel überprüfte quantitativ u. a. die "Güte der Wiedergabe", d. h. die erbrachten Propositionen[15] ihrer sprachlichen Ausgangstexte.
Ein Beispiel, wie sie über Reduktionsschritte (linke Ziffern) die einzelnen Propositionen herauskristallisiert, sei hier angeführt:

I	"Elisa war ein hübsches Mädchen;"
II	Elisa war ein hübsches Mädchen.
III	ELISA / HÜBSCH SEIN
I	"und hatte blonde Haare."
II	Elisa hatte blonde Haare.
III	ELISA / BLONDE HAARE
I	"Deshalb wurde ihr im Büro oft nachgeschaut."
II	Man hat Elisa im Büro oft nachgeschaut.
III	ELISA / NACHGESCHAUT WERDEN / BÜRO[16]

---

11 Kohlert 1979.
12 ebd. 2,69f.
13 ebd. 56.
14 Engel 1977:175.
15 Engel basiert auf Kintsch, s. etwa 1974:13 "The semantic base of a text consists of ordered lists of propositions. The elements of a proposition are word concepts, that is, lexical items. A proposition contains a predicator and n arguments ($n \geq 1$)."
16 Engel 1977:216.

Aphasiker wählen dabei die gleichen Wiedergabestrategien wie gesunde Sprecher, d. h. es ergab sich insgesamt eine deutliche Tendenz, die Geschichten in der Weise wiederzugeben, wie sie dargeboten wurden.[17]
Insgesamt erläutert Engel ihr Ergebnis wie folgt:

> "Sei es die 'Güte der Wiedergabe', seien es die 'Kommentierungen', die 'Korrekturen', der 'Mitteilungsinhalt' oder die 'Gesamtproduktion', die Ergebnisse zeigen, daß Aphatiker zwar quantitativ unterschiedlich reagieren, d. h. sie erbringen signifikant höhere oder signifikant geringere Werte als die Vergleichsgruppen, nie jedoch reagieren Aphatiker qualitativ unterschiedlich."[18]

Sie folgert daraus:

> "Aphatiker sind in der Lage, der Äußerung die (richtige) Richtung zu geben, den Textrahmen für die zu übermittelnde Information abzustecken und die entsprechende Textsortenzugehörigkeit zu selegieren."[19]

Als Textsorten fungieren dabei "Interview" und "Textroproduktionen".

Auch die Texaner Forschungsgruppe um Ulatowska untersuchte die kommunikative Handhabe verschiedener Texttypen bei Aphasie: Zum einen narrative Texttypen, zum anderen prozedurale Texttypen, d. h. Instruktionstypen.[20]
Beide Texttypen sind hierarchisch organisiert, wobei die der Erzählung über internalisierte Orientierungsschemen laufen,[21] während die Texttypen der Instruktion organisiert sind durch ihr Ziel.[22]
Die Ergebnisse lassen sich mit denen von Engel vergleichen: Aphasische Fehlleistungen im Textverhalten sind quantitativer Art, nicht qualitativer Art, d. h. ihre Textvorkommen sind - was die syntaktische Komplexität und den Sprachausstoß betrifft - stark reduziert[23] im Vergleich zu den normalen Kontrollgruppen.

---

17 Engel 1977:150f. Dressler 1982:10 stellt hingegen dar, daß Wernicke Aphasiker die Aktanten öfters vertauschen.
18 Engel 1977:177.
19 ebd. 178.
20 Nach Werlich 1975:39, Ulatowska bezieht sich auf Hinds.
21 s. zu narrativen Strukturen Rumelhart 1975, van Dijk 1980, Grimes 1975, de Beaugrande 1982 und unser Orientierungsschema (nach Bartlett, S. 65) und übergeordnete Ordnungsstruktur (nach Raible, S. 21).
22 Hinds 1979:141ff.
23 Ulatowska et al. 1981:365, Ulatowska 1983:325.

Die Gruppe um Gleason und Goodglass untersuchen narrative Strategien bei Aphasikern anhand einer Bildergeschichte, zu der eine Standardversion vorgegeben wurde, die dann mit Hilfe der Bilder von den Testpersonen nacherzählt werden sollte. Die Standardversion zu der hier abgebildeten Geschichte, die vom Versuchsleiter vorgelesen wurde, lautete wie folgt:

> "At lunch, / this little girl's father noticed / that she hadn't touched her milk / when he told her to drink it, / she said she didn't want it." [24]

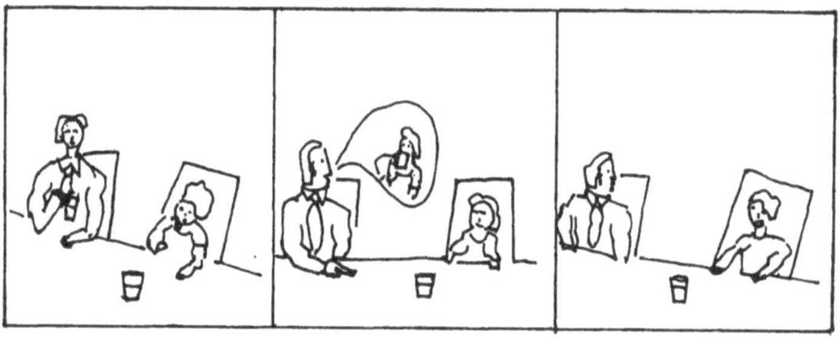

Abb. 3 Die Lunch Geschichte [25]

Typische Beispiele für die Nacherzählung der aus dem Korpus von sechs Geschichten abgebildeten Aufgabe waren für ein anteriores Syndrom:

> "Milk, milk, milk, no. Milk no. Eat your ... I don't know ... uh eat."

Für ein posteriores Syndrom:

> "Well, she had milk. Then she was tong nong and drank the milk. Then at the end she wouldn't drink them and she put it out and wouldn't drink the milk." [26]

---

24 Die Zielthemen sind durch Schrägklammern gekennzeichnet, Ziellexeme durch Unterstreichung.

25 Nachgezeichnet von Vf. nach Gleason/Goodglass et al. 1980:372.

26 ebd.

Ihre Resultate lassen die Ergebnisse von Ulatowska et al. und Engel vom textlinguistischen Standpunkt her deutlicher werden: Es wurde generell bestätigt, daß posteriore Aphasiker redseliger sind ("flüssiger"). Gleichzeitig wird diese "Flüssigkeit" dadurch relativiert, daß diese Aphasiker bei gleichviel Sprachproduktion wie die gesunden Sprecher 1/4 der Ziellexeme (contentive words) (vgl. Engels Propositionen) erbringen (7.8% der gesamten Sprachproduktion gegenüber 28.4% bei den gesunden Sprechern und 20.5% bei dem anterioren Syndrom).[27]
Aus textlinguistischer Sicht sind vor allem zwei Ergebnisse wichtig.
Die Textualitätstechnik der anaphorischen Pronominalisierung ist bei den Aphasikern eingeschränkt: Sie beachten nicht die koreferentielle Richtung (d. h. sie führen nicht unbedingt erst eine volle Form in die Textwelt ein).[28]
Aphasische Erzählungen blieben damit stark kontextdeterminiert, was unterstrichen wird durch den häufigen Gebrauch deiktischer Elemente besonders bei posterioren Aphasikern.[29]
Ein weiteres wichtiges Ergebnis ist das zur sequentiellen Verkettung unter dem Aspekt der syntaktisch-semantischen Komplexität. Während die gesunden Sprecher subordinierende Einbettungen (Temporalsätze, Relativsätze) einsetzen, reduzieren die posterioren Aphasiker die Konnektionssignale tendentiell auf das syntaktisch-additive and, während gesunde Sprecher durch kausale und disjunktive Konjunktionen auch semantische Konnektivität signalisieren.[30]

Wie wir später in unserem eigenen Ansatz zeigen werden, bietet die Studie von Klinikern und einer im Sinne einer gemeinsamen Fragestellung kooperierenden Linguistin einen elementaren Beitrag, um die Frage nach der Textleistung von Aphasikern linguistisch untersuchen zu können.

Um die Frage nach der Textleistung prozessual semantisch stellen zu können, müssen wir darüber mehr erfahren, was Stachowiak als "Störungen des Sprachverhaltens als kognitiver Leistung"[31] umreißt, d. h. die Frage nach dem semantischen Problemlösen über sprachliche Repräsentationen.

---

27 Gleason/Goodglass et al. 1980: 374f.
28 ebd. 377, s. dazu die Kommunikationssituation in die Auswertung einbeziehend am Beispiel der koreferentiellen Substitution 4.1.1.
29 ebd. 377f. Bsp. "He's trying to get this. He had this in his hand, right? And he took it down and gave it to this guy. Now what the heck is this that he's used to do? ... ". (378).
30 ebd. 379
31 s. S.5

2.2.2. Textleistung als pragmatisch komplexe kognitive Problemlösung

Der Grundfragestellung in der Aphasieforschung (vor allen Dingen mit den Namen Pierre Marie und Kurt Goldstein verbunden), ob Aphasie eine generelle kognitive Funktionsstörung widerspiegelt, gilt die Aufmerksamkeit weiterer klinischer Untersuchungen auf Textebene. Beispielhaft für die These zu einer kognitiven, kategoriellen Grundstörung sei hier Goldstein zitiert:

> "Dabei ist aber für die Mehrzahl der Fälle der Name Sprachstörung nur insoweit richtig, als die Störung der Sprache äußerlich gewöhnlich besonders auffällt, es bestehen aber nicht nur daneben evt. noch andere Störungen, sondern die Sprachstörung selbst ist evt. nur ein Ausdruck einer viel allgemeineren Funktionsstörung und die Sprachstörung ist nur nach dem ... methodisch beschränkten Vorgehen der Symptombetrachtung unberechtigterweise besonders in den Vordergrund gerückt worden."[32]

Die Aachener Aphasiegruppe um Walter Huber versucht, diese globale Problemstellung zu präzisieren.[33] Gleber läßt von Aphasikern Texte ordnen. Zum einen Bildtexte und zum anderen schwach bzw. stark kohäsive[34] sprachliche Texte (zu den Bildtexten), die auditiv dargeboten werden. Dazu ein Beispiel aus dem Textkorpus:

<u>Bildtext</u>
In sechs Einzelbildern wird in der Handlungsträgerkonstellation Fremder, Vater, Sohn eine Geschichte mit einer Pointe erzählt.[35]

<u>Schwach kohäsiver Text</u>
1. Ein Junge schießt einen Ball an den Kopf eines Mannes.
2. Der Mann schimpft mit dem Jungen.
3. Der Vater kommt hinzu.
4. Der Mann schreit den Vater und den Jungen an.
5. Der Vater wirft dem Mann den Ball an den Kopf.
6. Der Vater und der Junge gehen davon.

<u>Stark kohäsiver Text</u>
1. Beim Fußballspielen auf der Straße traf ein Junge unglücklicherweise den Kopf eines vorbeigehenden Mannes.

---

32 Goldstein 1927:729f.

33 Gleber 1980, Huber/Gleber 1982.

34 Kohäsion ist ein textlinguistischer Grundbegriff, s. etwa bei Dressler/de Beaugrande 1981. Gleber umschreibt den Sachverhalt so "Gewöhnlich wird in Texten die Kohärenz durch die syntaktischen und lexikalischen Mittel der Kohäsion verdeutlicht ... Daraus folgt, daß Texte, deren Kohärenz identisch oder zumindest sehr ähnlich ist, ein ganz unterschiedliches Maß an Kohäsion und Redundanz aufweisen können " (8). Kohäsion entspricht unserer sequentiellen Ordnungsstruktur, s. unter 3.2.

35 Skizze des Bildtextes vom Vf., Abb. s. Gleber 1980:132.

2. Voller Empörung schimpfte der Mann mit dem kleinen Übeltäter.
3. Auch der inzwischen hinzugekommene Vater erteilte seinem Sohn eine deutliche Ermahnung.
4. Als der Mann aber immer heftiger den weinenden Jungen ausschimpfte, ergriff der Vater für seinen Sprößling Partei.
5. Schließlich wurde dem Vater das Keifen des Mannes zu viel und er warf dem Mann den Ball erneut an den Kopf.
6. In voller Einmütigkeit machten sich danach der Vater und sein Sohn aus dem Staube.[36]

Gleber geht u. a. davon aus, daß sich die spontansprachlichen Unterschiede der einzelnen Aphasie-Syndrome in der zum Textordnen nötigen metasprachlichen Leistung niederschlagen könnten.[37] Dies ist nicht der Fall: Der Vergleich der beiden unterschiedlichen Textversionen erbrachte bei keiner der Aphasiegruppen signifikante Unterschiede.[38]
Erwartungsgemäß machen die Aphasiker beim Ordnen des Bildtextes die wenigsten Fehler, während die gesunden Probanden mit den Bildtexten die größten Schwierigkeiten hatten.[39] Selbst hochgradig gestörte Aphasiker konnten die Zusammenhänge bei den Bildergeschichten überraschend gut erfassen.[40]
Dies relativiert die Ergebnisse von Bay, der anhand mündlicher Nacherzählungen von Bildergeschichten den Aphasikern das Erkennen der Situationskomik abspricht:

> "Bei dieser Aufgabe zeigen viele Aphasische ganz erhebliche Minderleistungen, sei es, daß sie die Zusammenhänge überhaupt nicht erfassen, oder aber bei richtigem Erfassen des Inhalts auffallend wenig Verständnis für die darin enthaltenen Widersprüche und die hieraus resultierende Situationskomik zeigen."[41]

Gleber stellt hingegen heraus, daß alle Gruppen von Versuchspersonen beim Verstehen der Pointe keine speziellen Schwierigkeiten zu haben scheinen und daß selbst schwer gestörte Aphasiker die Zusammenhänge überraschend gut erfassen.[42]

Gardner differenziert das in seiner Studie.[43] Er ließ Cartoons aus dem "Playboy" und "New Yorker" vervielfältigen und verfremden und bat dann die Aphasiker, den richtigen, d. h. witzigsten zu zeigen.

---

36 Gleber 1980:133, Geschichte Nr. 6
37 ebd. 18.
38 ebd. 103.
39 ebd. 47, 96.
40 ebd. 103.
41 Bay 1960:149.
42 Gleber 1980:102.
43 Gardner et al. 1975.

Seine Ergebnisse schildern ein qualitativ anderes Verhalten der beiden großen Syndrome in dieser Aufgabe:

> "Anterior aphasics: these patients preferred to designate the humour by pointing: verbal responses, when offered, were usually short, but to the point ... Posterior aphasics: these patients were more likely to produce lengthy verbalizations which were sometimes appropriate, but at other times tangential to the point of the cartoon."[44]

Während uns Glebers Arbeit also nahelegt, daß "bei Aphasie eine Störung elementarer sprachlicher Funktionen vorliegt bei relativ geringerer Beeinträchtigung nichtsprachlicher kognitiver Fähigkeiten",[45] scheint Gardners Skizze eine syndromspezifische Beeinträchtigung nahezulegen. Seine allgemeinen Beobachtungen zum Sprachverhalten werden von Cohen und seiner Gruppe spezifiziert:

> "The aphasics were found to be impaired in ... a kind of general knowledge of the world or the ease with which referential-situational associations come to mind about what might be encountered in a particulat context ... This sort of cognitive function seems largely unaffected by aphasia. Our results suggest that ... aphasics are specifically impaired in the analytical ability to isolate and identify conceptually individual features of objects or concepts."[46]

Zusammen mit Gardners Ergebnis können wir schließen, daß das Weltwissen und die es steuernden kognitiven Funktionen bei anterioren Aphasien tendentiell erhalten sind. Bei posterioren Aphasien dagegen könnten diese vermindert sein, aufgrund ihrer Beeinträchtigung in der Fähigkeit, individuelle konzeptuelle Faktoren zu analysieren.

Wenn wir klinische Arbeiten zur Textleistung von Aphasikern heranziehen, so können wir daraus ersehen, daß aphasische Sprache sich auf den lokalen Ebenen des Sprachsystems manifestiert (Engel, Ulatowska et al. , Gleason/Goodglass et al., Kohlert), während die makrostrukturelle Ebene (Engel, Ulatowska et al. 1981) oder das situativ-referentielle Reagieren (Cohen, Gleber,

---

44 Gardner 1975:407f.

45 Gleber 1980:99.

46 Cohen et al. 1979:316f.

Huber et al. 1975, Stachowiak et al. 1977) bewahrt zu sein scheint. Wenn wir allerdings den Sprach<u>gebrauch</u> berücksichtigen, so scheinen Unterschiede zu gesunden Sprechern besonders bei dem posterioren Syndrom aufzeigbar, die auf der Textleistung zugrundeliegenden semantisch-kognitiven Prozessen basieren könnten (Gardner, Cohen, Bay). Textleistung, so scheint es damit über pathologisch regressives Textverhalten angezeigt, darf nicht über rein syntaktische oder rein pragmatische Textmodelle abgefragt werden, und deshalb werden wir im folgenden ein recht komplexes Textleistungskonzept skizzieren, das wir dann im Laufe der Arbeit über Einzelkomponenten integrativ entwickeln werden.

3. KOMPLEX TEXT UND TEXTLEISTUNG: LINGUISTISCHE THEORIE UND INTERDISZIPLINÄRE ÖFFNUNG

3.1. Prozessuale Eingrenzung: Text als im Sprachsystem abzubildender semantischer Prozeß

Unser Leitsatz ist pathologia illustrat physiologiam. Physiologia soll dabei Textleistung sein. Unsere Fragestellung ist demnach primär eine (text)linguistische, keine klinische. Wir reagieren auf klinische Arbeiten zur Textleistung[1] und wollen diese spezifizieren: Erbringen Aphasiker auch linguistisch-prozessual gesehen Textleistung? Dies impliziert bereits, daß wir uns mit dem Textbegriff der Kliniker nicht einverstanden erklären können: Text ist dort die kommunikativ-referentielle Einheit.[2] Wir werden diesen Textbegriff als pragmatisch reduziert bezeichnen[3] und einen komplexeren Textbegriff zugrundelegen: Text ist der Prozeß der situativen Aktualisation virtueller Systeme.[4]

---

1 s. unter letztes Kapitel 2.2., S. 8ff.

2 Wie auch bei den Sprachdidaktikern, s. etwa G. Brown, G. Yule, Teaching the Spoken Language, Cambridge, 1983:24. Der Textbegriff wird reduziert auf eine transphrastische Kommunikationseinheit. Zu 'transphrastisch' s. nächste Seite, Anm. 8.

3 Im Sinne von Imhasly et al. 1979:151 "(Für)die ... einfachere Auffassung von Pragmatik ... ist der Text (die Textbedeutung) die maßgebliche Bezugsgröße, zur Diskussion stehen deshalb nur Aspekte und Elemente des Textes." s. dazu die Anzahl der erbrachten Propositionen bei Engel 1977:144ff., die erbrachten prozeduralen Schritte bei Ulatowska et al. 1983:325 und u.a. die Aufführung der deiktischen Elemente bei Gleason/Goodglass et al. 1980:377f

4 s. dazu zum letzteren besonders de Beaugrande 1980:16 "The intersystem of a natural language such as English is composed of virtual systems: functional unities of elements whose potential is not yet put to use, e.g. the repertoires of sounds, grammatical forms, sentence patterns, concept names, etc. which a particular language offers its users; in contrast to these repertoires, a text is an actual system: a functional unity created through processes of decision and selection among options of virtual systems." Zum ersten Aspekt dieses im Sinne von Imhasly et al. 1979:151 und Sperber/ Wilson 1981:285 im weiteren Sinne pragmatischen Textkonzepts, s. Halliday 1970:160f. "the textual component in language is the set of options by means of which a speaker or writer is enabled to create texts - to use language in a way that is relevant to the context."

Unser Textbegriff ist damit sowohl pragmatisch als auch sprachsystematisch ausgerichtet: Gewisse, in der Einzelsprache sich manifestierende Techniken müssen beherrscht sein,[5] um dann situativ realisiert[6] werden zu können. Text in unserem Sinne ist somit auch ein Problemlösungsvorgang: Die Suche nach der Verknüpfung von textkonstitutiven und konzeptuellen Mustern im Texterstellungsprozeß.[7] Text ist kein statisches Gebilde - keine transphrastische Größenordnung[8] -, sondern ein semantischer Prozeß, bei dem Konzepte in (hochprobabilistische)[9] Sprachmuster umgesetzt werden.[10] Die Konzeptmuster nennen wir dabei konzeptuelle Ordnungsstrukturen, die Sprachmuster (die sich auf der Ebene der Einzelsprache realisieren) sequentielle Ordnungsstrukturen.[11]

---

5 Dressler/de Beaugrande 1981:35 "Whereas a language is a virtual system of available options not yet in use, the text is an actual system in which options have been taken from their repertoires and utilized in a particular structure," und Halliday 1978:137 "... text is a semantic process, encoded in the lexico-grammatical system." s. dazu auch die klinische Linguistin Kotten, die fordert, daß die Verfügbarkeit über sprachliche Elemente und Regeln unabhängig von der je konkreten Kommunikationssituation bestehen soll (1981:373).

6 "realisiert" hier (und im folgenden) als terminus technicus, s. Halliday/Hasan 1976:5 "meanings are realized (coded) as forms, and forms are realized in turn (recoded) as expressions." Die Realisation ist dann sprachliche Repräsentation im Sinne von Winograd 1977:442 "all language can be thought of as a way of activating procedures within the hearer."

7 Dressler/de Beaugrande 1981:37 " A problem is defined as a pair of states whose connecting pathway is subject to failure (not being traversed) because it can't be found or identified ... Clearly, the crucial operation of problem solving is the search for connectivity between states ...". Dieser Aspekt wurde bei den klinischen Arbeiten besonders von Gleber 1980 beachtet, s. S. 14, Anm. 34.

8 s. dazu etwa Coseriu 1980:25f., der die "eigentliche Textlinguistik", die Texte auf einer autonomen Ebene des Sprachlichen vor jeder Unterscheidung bestimmter Sprachen untersucht, abgrenzt von der Form der Textlinguistik, die ihren Gegenstand im Text als Ebene der einzelsprachlichen Strukturierung findet, die er schon aus Gründen der terminologischen Klarheit abgrenzt als 'Textgrammatik' oder 'transphrastische Grammatik'.

9 Dressler/de Beaugrande 1981:39 "Under typical conditions, operations are probably not strongly tailored to the individual text meaterials. There ought to be powerful, general procedures capable of accepting and adapting to a substantial diversity of data and occasions ... The procedures could be called by mechanisms of pattern-matching that detect a reasonable fit current and stored materials. While the general procedures are running, specific details can be filled in where suitable."

1o ebd. 38 "The interaction among levels (sound, syntax, meaning etc.) is managed by a class of operation called mapping: the correlation of elements, structures, and relations of different types." Die in der künstlichen Intelligenz grundlegenden 'mapping procedures' werden im deutschen als Abbildungsprozeduren bzw. -prozesse bezeichnet.

11 Wir wählen den Terminus Ordnungsstrukturen (angelehnt an Raible 1980:331, s. auch nächste Seite).

Die Ordnungsstrukturen, so wollen wir unseren Textbegriff weiter spezifizieren, unterliegen semantischen Operationsprinzipien: Dem der Kontiguität auf der syntagmatischen Achse und dem der Similarität auf der paradigmatischen Achse.[12] Diese semantischen Operationen basieren auf unterschiedlicher Informationsaktivierung[13] und damit grundsätzlich verschiedener Art von Aktivierungsverbreitung.[14] Wir werden dabei im Laufe der Untersuchung sehen, daß eine semantische Grundoperation von Wissenskonfigurationen begleitet ist, die Sprachmuster und Konzepte syntagmatisch abrufen. Die andere Operation spezifiziert diese Ordnungsstrukturen (substitutiv) paradigmatisch.[15] Textleistung besteht, so wollen wir über aphasisches Textfehlverhalten zeigen, in der situativen Intraaktion der beiden semantischen Operationsprinzipien (und der ihnen eigenen Aktivierungsverbreitung auf dem Hintergrund eines kulturell geprägten interaktiven Erwartungsschemas):

> "Die Erwartung des Lesers oder Hörers wird auf einer hohen Ebene der Hierarchie des gegebenen Textes durch entsprechende Anordnung der Information, die auf niedrigeren Hierarchieebenen gegeben wurden, so gelenkt, daß er strukturell eine bestimmte Fortsetzung erwarten darf."[16]

---

12 s. dazu Jakobson 1956:72ff., Harweg 1968:184, Ullmann 1962:211f.

13 Im Sinne von Chafe 1982:12 "at any moment an especially small amount of information is maximally activated while there is also a larger amount of other information of which a person is to some extent conscious, but which is not being focused on." Im Zentrum dieser, eine deskriptiv-klassifikatorische Betrachtung verlassenden Textlinguistik auf interdisziplinärer Basis können in die künstliche Intelligenz und kognitive Psychologie eingebundene Begriffe, wie der der Konzeptualisierung wirksam werden "A conceptualization consists of a conceptual structure made up of concepts [hier: Textwissen] and their interrelations [hier: Sinnfindung] . Concepts can be viewed as atomic units and conceptualizations as molecular units. A conceptualizazion is an interpretation relativized to an individual holder." K. M. Colby, Simulations of Belief Systems, in: R. C. Schank, K. M. Colby, Computer Models of Thought and Language, San Francisco 1973:254.

14 Dressler/de Beaugrande 1981:88 "When some item of knowledge is activated, it appears that other items closely associated with it in mental storage also become active. This principle is often called spreading activation and mediates between the explicitly activated concepts or relations and the detailed richness which a textual world can assume." Dieses Konzept wird wichtig für die Informationsaktivierung im Komplex Bild - Sprache, S. 64ff.

15 s. unter 5.3.2.

16 Raible 1980:331.

3.2. Klassifikatorische Eingrenzung: Texttyp Erzählung als exemplum

Im Sinne der von uns für eine systematisierbare Untersuchung der Textleistung vorgenommenen Einschränkung auf narrative Texte als exemplum für Textleistung (s. 1.1.) können wir im Komplex Bild - Sprache festlegen, daß der Texttyp Erzählung medieninvariant ist.[17] Wir wollen den Texttyp Erzählung als übergeordnete Ordnungsstruktur bezeichnen.[18] Dabei ist die Realisierung dieser übergeordneten Ordnungsstruktur einmal graphisch und einmal sprachlich.

Gemäß der antiken tria loca für die narratio nehmen wir als invariant für Erzählung drei globale sequentielle Leerstellen (oder Konstituenten) an, die auf der Achse der Zeit abgebildet werden müssen:

1. orientatio
2. complicatio[19]
3. resolutio

Diese globalen sequentiellen Leerstellen werden mit konzeptuellen Leerstellen ausgefüllt auf der Ebene des jeweiligen Geschichtentyps. Die sequentiellen und konzeptuellen Leerstellen bilden sich syntagmatisch auf der konzeptuellen und sequentiellen Ordnungsstruktur ab. Situativ werden in sie paradigmatische Konzepte integriert. Diese können fakultativ als digressio ausgebaut werden, wobei eine digressio "per totam causam" auftreten kann. Dann wird die syntagmatische Operation durch einen sequentiellen paradigmatischen Füller arretiert,[20] und ein konzeptueller Füller verdeutlicht mehr oder weniger als narratio partilis

---

17 Gülich 1973:325 "Erzählen wird als eine allgemeine semiotische Fähigkeit des Menschen angesehen" , E. Gülich, Erzähltextanalyse, Linguistik und Didaktik 4 (325-328) 1973 und Chatman 1980:31 "Narrative discourse consists of a connected sequence of narrative statements, where statement is quite independent of the particular expressive medium."

18 Die Ordnungsstrukturen auf der lokalen Ebene entsprechen dabei der (konzeptuell) Kohärenz und (sequentiell) Kohäsion, auf der globalen Ebene der (konzeptuell) Makrostruktur und (sequentiell) Superstruktur im Sinne van Dijks 1980 (die wir in ihrer Abbildung aufeinander 'übergeordnete Ordnungsstrukturen' nennen). Dadurch entsteht ein triadisches Textkonzept, s. etwa Grimes' "semantic role structures content, cohesion, staging" in Grimes 1975:112ff. Vergleichbar auch de Beaugrande 1980:10:
konzeptuelle Ordnungsstruktur - (Textsemantik)
sequentielle Ordnungsstruktur - (Textsyntax)
Handlungen, Pläne, Ziele - (Textpragmatik), bei uns übergeordnete Ordnungsstruktur.

19 Lausberg 1960, s. zur Erzählung §§289-347.

20 s. dazu die Gliederungssignale unter 4.2.2. und 5.3.3.

einen evaluierenden Einschub.[21] Wir wollen diese abstrakten Vorüberlegungen, die wir in der Untersuchung verdeutlichen wollen, noch mit einem Bild erläutern: Der Text wird gerne mit einem Gewebe verglichen, das aus zwei Dimensionen besteht[22]: Zum einen Kette und Schuß, zum anderen die einzuwebenden Muster. Die erste Dimension stellt dabei die sequentiellen Ordnungsstrukturen dar bzw. die sprachlichen Mittel, mit denen die zweite Dimension - die konzeptuellen Ordnungsstrukturen - realisiert werden können. Erst die zweite Dimension erfaßt dabei, daß der Gestalter von Textgewebe sich auf die Situation einstellen können muß. So wird er verschiedene Muster beherrschen, die er je nach Besteller abändert, indem er etwa Teile elaboriert oder verkürzt. Genauso gut wird er die Qualität der ersten Dimension variieren, um z. B. ein sehr dichtes oder aber ein sehr weitmaschiges Textgewebe zu erstellen. Die erste Dimension stellt damit die textkonstitutiven Techniken vor (das virtuelle System), die zweite Dimension das situative Ausgestalten (Aktualisierung des Systems).

Für den Texttyp Erzählung können wir das bildlich weiterverdeutlichen, indem wir uns einen Ikat[23] vorstellen: Hier gibt es die "vorgefärbten" - d. h. hier kulturell internalisierten - Ordnungsstrukturen der ersten Dimension. Dahinein werden die konzeptuellen Muster situativ eingewebt. Die Ikattechnik veranschaulicht die Erzählung als Textgewebe: Die konzeptuellen Muster werden auf den vorgefertigten ('vorgefärbt' im obigen Sinne) sequentiellen Mustern abgebildet.

Wir haben nun unser Konzept von Text und Textleistung eingeführt. Wir sind zugegebenermaßen skeptisch, ob es sinnvoll ist, aphasisches Kommunikationsverhalten als Textleistung anzusehen. Dazu geben besonders die Ergebnisse der Untersuchung von Gleason/Goodglass et al.[24] keinen Anlaß.

Aus den soweit vorgestellten Arbeiten wollen wir die Konsequenz ziehen, die Maschen des Netzes zwischen klinischer Empirie und von ihrem Status her inter-

---

21 Im Sinne von Winograd 1975:186 "The facts [bei uns konzeptuelle und sesequentielle Leerstellen] are axioms, and the thought process involves proof procedures [bei uns paradigmatische Füller] for drawing conclusions from them."

22 Etymologisch motiviert, s. dazu Gülich/Raible 1977:51ff.

23 ikat malaiisch 'binden', 'einbinden'. Heute vorwiegend in Ostasien noch gebräuchliches Webverfahren: Die Kett- oder/und Schußfäden werden vorgefärbt (durch eine Wickeltechnik) und dann verwebt. Von uns in Indonesien beobachtet.

24 s. unter 2.2.1.

disziplinärer linguistischer Theorie[25], enger zu spannen.
Wir werden Textleistung zunächst ganz elementar untersuchen im Sinne unserer deskriptiv-klassifikatorischen Komponente des Textkonzepts (unsere übergeordnete Ordnungsstruktur Erzählung als exemplum einsetzend) :
Textleistung verlangt gewisse sprachliche "Techniken". Davon werden wir hier zwei untersuchen: (1) die textsyntaktische Substitutionstechnik (s. 4.1.) und (2) die Teilganzes Hierarchisierung der Erzähleinheiten (für den Hörer) (s. 4.2.). Damit wollen wir dem Textbegriff auf der Ebene der im Sprachsystem zu leistenden Repräsentationen gerecht werden.

Danach werden wir die klinische Empirie mit der Textsortenlinguistik konfrontieren. Wir sind dabei skeptisch, ob Engels Ergebnis, wonach Aphasiker textsortenspezifisch reagieren (s. S. 11) einer von uns vorzunehmenden Untersuchung stand hält.
Dabei geht es zunächst einmal (1) um den Texttyp Erzählung. Zum zweiten geht es (2) um den Komplex Bild - Sprache, also die Transkodierung. (3) Zum dritten aber geht es dabei auch um Textleistung schlechthin: Die situative Integration von sequentiellen und konzeptuellen Ordnungsstrukturen zu einer übergeordneten Ordnungsstruktur ist nicht nur Voraussetzung für Transkodierungen oder bestimmte Texttypen und Textsorten, sondern Voraussetzung für Textleistung[26].

---

25 s. dazu für den nachfolgenden ersten Teil (im Rahmen eines klassifikatorischen Textmodells, s. Kp. 4.) die "Verklammerung von Literaturwissenschaft und Sprachwissenschaft" Gülich/Raible 1977:13, für den zweiten Teil (im Rahmen eines prozessualen Textmodells, s. Kp.5./6.) die Verknüpfung von linguistischer Semantik, künstlicher Intelligenz und kognitiver Psychologie, Fillmore 1977:55.

26 s. Kotten 1981:373, hier s. S. 19, Anm. 5.

4. KLINISCHE EMPIRIE UND TEXTLINGUISTISCHE THEORIE

4.1. Primäre Texttechnik: Koreferentielle Substitution

4.1.1. Syntagmatische Verkettungen: Syntaktische und semantische Substitutionstechnik

Ein in der Textlinguistik fast schon klassischer Ansatz zur Veranschaulichung textueller Verkettung (Kohäsion)[1] ist die koreferentielle Substitution. Durch semantisch-syntaktische Substitutionen von Sprachzeichen werden Sätze vertextet. Dabei sind eine besondere Klasse von Substituentia (solche Sprachzeichen, die die Substitution leisten) die Pronomina. Harweg, der Ersteller dieses Textmodells, definiert Text als "ein durch ununterbrochene pronominale Verkettung konstituiertes Nacheinander sprachlicher Einheiten."[2] Der Vorteil dieses Verfahrens liegt für uns auf der Hand: Harweg erstellt ein textdelimitatives Modell, ohne dabei so etwas wie "Wohlgeformtheit" im Fokus zu haben.[3] Harweg geht es um eine Primärtechnik, ohne die Textualität nicht zu erreichen ist:

> "Was die pronominale Verkettung betrifft, so würde ich sie als primär insofern charakterisieren, als sie mir das grundlegende Textbildungsverfahren zu sein scheint - das grundlegende und nicht bloß das grundlegendste, denn der Unterschied zwischen diesem Verfahren und den anderen ist, so scheint mir, nicht bloß ein gradueller, sondern ich möchte sagen: ein kategorialer. Das heißt, die pronominale Verkettung ist grundlegend im eigentlichen Wortsinn."[4]

Wir wollen anhand dieses - hier sehr vereinfachten - Modells versuchen, uns der Frage, ob Aphasiker Textleistung erbringen, systematisch zu nähern. Wir haben die Pronominalisierung in den Rahmen von semantisch-syntaktischen Substitutionen eingebettet: Wir werden die textsyntaktische Primärfunktion

---

1 s. zur Terminologie S. 14, Anm. 34

2 Harweg 1968:148

3 s. dazu Harweg 1975:375ff. Harweg erstellt ein "trichotomisches" Textmodell: Nichttexte, Rudimentärtexte, wohlgeformte Texte. Ein Rudimentärtext ist dabei eine Satzfolge, deren Sätze zwar pronominal verkettet sind, die aber die übrigen Textbildungsregeln entweder gar nicht oder nur teilweise beachtet (376).

4 ebd. 374

mit einer semantischen Sekundärfunktion verbinden, dem von Chafe entwickelten Konzept des "foregrounding":

> "The basic idea is that at any one point in a discourse there are certain concepts which are in the foreground of the minds of the participants in the discourse - concepts which are, so to speak, in sharp focus at that point. To use another metaphor, we might think of what is going on in a discourse as if it described states and events unfolding on a stage. We could then say that at any particular point in the discourse there are certain things which are 'on stage'. It is whatever is on stage that I am calling foregrounded."[5]

Wir stellen pronominales Verketten in diesem Sinne an dem Textvorkommen einer gesunden Sprecherin vor:

Gaby (30)

(1) auf Bild eins der Bildergeschichte sehen wir einen kleinen Jungen, der aus dem Haus rennt und von dem zornentbrannten Vater mit geballten Fäusten verfolgt wird

(2) er hat wohl verbotenerweise im Innenraum des Hauses gespielt

(3) und eh das sehen wir also daran

(4) daß ein Ball durch ne kaputte Fensterscheibe geflogen ist

(5) und die Scherben liegen auf /

(6) auf der Straße

(7) nachdem er also jetzt seinen kleinen Sohn vertrieben hatte

(8) sitzt der Vater doch ein bißchen ungemütlich auf 'em Sofa

(9) und versucht sich auf seine Zeitung zu konzentrieren

(10) allerdings wirft er auch ab und zu einen Blick auf die Uhr //

(11) inzwischen ist es sieben Uhr

(12) um neun Uhr

(13) also zwei Stunden später

(14) versucht er schon gar nicht mehr sich mit Zeitung abzulenken

(15) sondern marschiert auf und ab vor'm Sofa

(16) und es stehen ihm schon Schweißtropfen auf der Stirn

(17) die Angst vergrößert sich und er läuft

(18) wie wir in Bild vier sehen

(19) nach draußen um seinen Sohn lautstrak? lautstark zu suchen /

(20) also immer noch Schweißtropfen auf der Stirn

---

5 Chafe 1972:50. Durch die Einbeziehung des "foregrounding" wird neben die lokale (syntaktisch nahe) auch die globale Verkettungsfunktion der Substitutionstechnik erreicht. Damit erweitern wir auch den Ansatz von Gleason/Goodglass et al. qualitativ (s. unter 2.2.1., S. 13).

(21) der Mantel fliegt

(22) und er läuft also durch die Gegend /

(23) in Bild fünf kehrt er eigentlich total resigniert und zermürbt nach Hause zurück

(24) und natürlich was passiert

(25) ihm fliegt wieder ein Ball aus der eigenen Wohnung an den Kopf

(26) und 'ne zweite Fensterscheibe ist zerbrochen

(27) die Tür fliegt auf

(28) und das einzige

(29) was er tut statt wie vorher zu schimpfen

(30) er schließt seinen Sohn in die Arme

(31) und jeglicher Ärger ist vergessen

Quantitativ sind die Proformen eindeutig in der Mehrheit (13:6). Wann substituiert Gaby? Nur dann, wenn ein anaphorischer Bezug zum Substituendum (das, was ersetzt wird) vorliegt oder aber, wenn das Substituendum bereits "auf der Bühne" ist und wieder aktiviert werden soll, wie in (7), wo der bereits eingeführte Vater sozusagen wieder "aus der Kulisse geholt wird" (um Chafe zu paraphrasieren). Der hier abgebildete anaphorische Bezug geschieht einmal tatsächlich als Verkettung zwischen Sätzen, nämlich dann, wenn die Proform als Substituens eines vorangehenden Substituendums auftritt, zum anderen aber auch als Verkettung von Textteilen, nämlich dann, wenn wie hier bei (7), das Substituens ein an anderer Textstelle eingeführtes Substituendum wieder in den Fokus rückt. Zur Sicherheit läßt Gaby der Proform in (7) deshalb auch eine volle Form in (8) folgen: Die Proform bezieht sich so auch kataphorisch auf das Substituendum.

Wir haben zwei Blöcke in Gabys primärer Vertextungskette:
Zum einen A - C, die Linie des "foregrounding" mit --- ... "auf der Bühne sein", wobei ... kennzeichnen soll eine Art "fadeaway"[6]. Zum zweiten B - D, die Linie der substitutiven Verkettung, wobei ⇉ die die Verkettung leistenden (semantischen vs. syntaktischen) Substitutionen symbolisieren:

6 d. h. daß die "auf die Bühne gebrachte" Person - bildlich gesprochen - in der Aufmerksamkeit des Hörers quasi langsam wieder "hinter der Kulisse" verschwindet, d. h. hinter der Kulisse der dazwischen aufgebauten anderen sprachlichen Information.

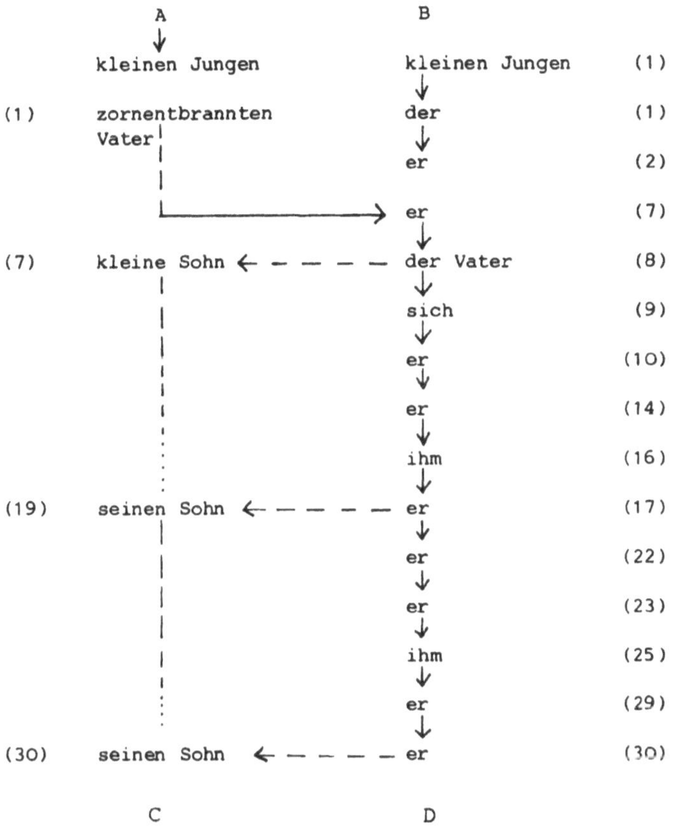

Abb. 4 Pronominale Substitution und "foregrounding" bei Gaby (30)

A - C Linie des "foregrounding"

B - D Substitutionslinie

⟶ Aktualisierung des syntaktischen Substitutionsprinzips

- -> Aktualisierung des semantischen Prinzips "foregrounding"

—-·· Prozeß des auf der (kognitiven) " Bühne sein und hinter den Kulissen verschwinden"

Die pronominale Substitutionstechnik erfordert eine zweifache Leistung: Zum einen muß die textkonstitutive Funktion des Pronomens als syntagmatisches Substituens beherrscht werden, zum anderen die kognitive Leistung, den Überblick zu behalten, welcher Handlungsträger an welcher Stelle in die Textwelt eingeführt worden ist. Für Spontansprache kann man demgemäß erwarten, daß Proformen oft exophorisch[7] verankert bleiben. Dazu ein Beispiel eines neunjährigen Jungen:

Jonathan (36)

(1) once there was a father

(2) and his son broke a window

(3) so he got really mad

(4) and let him go out and play

Die Proform in (3) he bleibt kontextdeterminiert. Sie könnte sich genauso gut auf das Substituendum (2) his son beziehen. Ähnlich liegt der Fall bei Gabys er in (2) und (7). Kommunikativ (d. h. Bild und Sprache berücksichtigend) ist das akzeptabel; rein linguistisch gesehen verstoßen exophorische Formen gegen das Prinzip der syntaktischen Nähe.

Sehen wir uns dazu aphasische Textvorkommen an:

Lisa (17)

(1) the boy is coming out of his father's house

(2) he has broken a glass window

(3) so he's coming out

(4) because he doesn't want to be blamed for it

(5) and the father is sitting down

(6) waiting and waiting

(7) waiting for him

(8) and he walked up and down

(9) and he goes out to the wood

(10) and called to him

(11) to the son

(12) wonders where he is

---

7 Von Halliday/Hasan wieder belebt 1976:33 "... signals that reference must be made to the context of situation." In diesem Falle verlieren Proformen ihre textkonstitutive Funktion, denn "exophoric reference is not cohesive, since it does not bind the two elements together into a text " (18).

(12) wonders where he is

(13) and then he comes back again

(14) to the house

(15) he gets a ball that comes through the window of his own house

(16) then the little son comes out

(17) and he's glad to see him

(18) but he has now broken two windows

In (18) setzt Lisa eine pronominale Substitution ein, ohne das Prinzip der syntaktischen Nähe oder des semantischen "foregrounding" zu beachten:
Der Hörer, der nicht der Kommunikationssituation beiwohnt, denkt erst einmal, die Pointe sei verkannt, da er das Substituens (18) he über → (17) him dem Substituendum → (16) little son zuordnet.

Um deutlich zu machen, daß Lisa die Pointe erkannt hat und es sich um eine exophorische Pronominalsubstitution handelt, fügen wir in (19) ihre Evaluierung an:

(19) he's not a very good son but he does come back to his father

Das heißt, hier kann nicht auf eine sprachliche Fehlleistung generalisiert werden, wenn wir den Kommunikationskontext Bild - Sprache berücksichtigen, wie wir das auch bei gesunden Sprechern getan haben.
Theoretisch könnte auch eine lexikalische Paraphasie unterlaufen sein: Hätte Lisa (18) mit einer anderen Konjunktion eingeleitet, etwa dem adversativen though statt des adversativen und additiven but[8], so hätte sie die Proform stehen lassen können.

Wir müssen also spezifizieren: Entweder hat Lisa in (18) lexikalisch die falsche Konjunktion "erwischt" oder aber sie hat die syntagmatische Abfolge der Substitutionskette nicht beachtet: Lexikalische Abweichungen erscheinen damit nicht nur kontextuell determiniert, sondern auch als Symptom für eine mögliche sprachliche (hier: pathologische) Aktivierungsregression, wie es die klinischen Arbeiten zur Textleistung insgesamt nahelegen.

---

8 Halliday/Hasan 1976:237 "however, in addition to the meaning 'adversative b u t contains itself also the logical meaning of 'and' ... The evidence for this is the fact that b u t is also retrospective."

4.1.2. Substitutionen als technische Leerformen: Neutralisationstypen bei Aphasie

Sehen wir uns weitere Transkodierungen von Aphasikern an:

Hans (18)

(1) also hier hat der Sohn hat die Scheibe eingeschlagen
(2) der war mit dem Ball
(3) und läuft da jetzt weg
(4) nachdem er jetzt weggelaufen ist
(5) da setzt der Vater sich hin
(6) da wirds abends sieben Uhr
(7) da ist es bereits neun Uhr
(8) und nu ist noch später
(9) da läuft er raus
(10) und sucht seinen Sohn
(11) und nachdem er seinen Sohn sucht
(12) nicht wahr
(13) schmeißt er hier die zweite Scheibe ein
(14) der Vater kriegt den Ball auf die Nase
(15) nit wahr
(16) und nimmt den Sohn in den Arm
(17) und na vertragen sich wieder

Das Substituens (13) er bezieht sich für den Hörer anaphorisch über die Proformen (9) da läuft er raus und (11) ... er seinen Sohn sucht auf das in den Vordergrund aktivierte Substituendum (5) der Vater. Auch hier wird, wie bei Lisa paradigmatisch eine Proform eingesetzt, ohne die syntagmatische Abfolge zu beachten. Harwegs These, daß die Pronominalisierung eine wichtige (er sagt primäre) textkonstitutive Technik ist, wird soweit unterstrichen, denn rein formal scheint sie bei den bisher festgestellten Entgleisungen ja zu funktionieren. Sehen wir uns weitere aphasische Textvorkommen an:

Marilyn (11)

(1) oh dear
(2) where the boy is
(3) the boy is fetched with +++
(4) he is running away
(5) this one is telling the time
(6) he' running to the +++ or
(7) making an appointment

Während wir aufgrund linguistischer Intuition wissen, das das Substituens (4) he : (3) the boy substituiert, weil Substitutionen normalerweise ein vorangehendes, in die Textwelt eingeführtes Substituendum syntaktisch ersetzen, so muß der Hörer, dem der Bildtext nicht vorliegt, bei (6) he annehmen, daß sich diese Proform wieder auf→ boy bezieht, weil kein zweiter Handlungsträger - und damit potentielles Substituendum - in die Textwelt eingeführt wurde. Es wird vom Textvorkommen her gesehen nicht klar, ob Marilyn die Handlungsträger unter einer Person neutralisiert, oder ob sie die pronominale Substitutionstechnik nicht mehr beherrscht. Von der Kommunikationssituation her gesehen wird nicht klar, ob sie eine kognitive Fehlleistung erbringt (d. h. die Anzahl der Handlungsträger verkennt), oder ob sie die sprachliche Substitutionstechnik nicht mehr beherrscht, die impliziert, daß ein Substituens sich auf jeweils ein bestimmtes Substituendum bezieht. Durch den Kontext wurde klar, daß sich die Proform (6) he auf den zweiten Handlungsträger bezog, aber dem Text selbst können wir nicht entnehmen, ob Marilyn eine semantische Fehlleistung erbringt (also gegen das "foregrounding" verstößt) oder eine syntaktische (gegen die syntagmatische Substitutionstechnik).

Noch schwieriger wird die Situation für den Hörer bei folgendem Textvorkommen:

Rob (19)

(1) +++ come out of the door and hit him

(2) and cause the [bʊə] has [boʊkə] window

(3) the son the man looking on time

(4) for he's called the [komen]

(5) the ball hits a second time

(6) and he suddenly [dɒdɒ]

Während Marilyn noch das Grundschema einhält, erst eine volle Form als potentielles Substituendum einzuführen und dann eine Proform als Substituens, scheint Rob Proformen und volle Formen willkürlich nebeneinander zu setzen.[9] Hier wird die syntagmatische Abfolge dem Hörer nicht mehr deutlich. Kommunikativ gesehen, wäre Robs Leistung - auf dieses eine Textvorkommen bezogen - eingeschränkt akzeptabel, unter dem Aspekt der im Sprachsystem zu leistenden Abbildungstechniken einer primären Textsyntax nicht akzeptabel.[10]

---

9 Auf keinen Fall hat er anfangs beide Handlungsträger als volle Formen eingeführt.

10 Akzeptabilität ist nach de Beaugrande/Dressler 1981 ein verwenderzentriertes Prinzip für Texttualität.

Versuchen wir, die bisherigen Beobachtungen zu verdichten anhand weiterer Beispiele:

Ives (1)

(1) [ts] all eh ball //

(2) hit me //

(3) chap // spivy // speedy //

(4) half past two //

(5) I wonder why //

(6) oh yes running //

(7) running at me //

(8) no // it's difficult

(9) crash //

(10) son and father //

(11) please // ball at me

(12) happy with me

(13) forgive son

Bei Ives erscheinen lediglich Varianten einer Proform (5) I, (2), (7), (11) me ohne daß ein potentielles Sunstituendum (für diese Substituentia) eingeführt worden wäre. Ives generalisiert hier wahrscheinlich eine Proform, ohne einen Zugriff zu den einzelnen, spezifisch situativ in der Textwelt angebrachten Formen zu haben.[11] So können Proformen noch im Oberflächentext erscheinen, ohne aber irgendeine Vertextungsfunktion wahrzunehmen - ganz im Gegenteil, sie erscheinen als technische Leerformen.

Während Ives aber noch potentielle Substituenda ((10) son and father) und Proformen nebeneinander verwendet, produziert Clair nur volle Formen:

Clair (2)

(1) boys - boys - // house // fall // ball

(2) window

(3) father and son //

(4) son //

---

11 In der Testsituation wurde deutlich, daß Charles sich nicht als Handlungsteilnehmer in die Bildergeschichte projizierte, s. auch (8) no: paralinguistisch unterstützt wurde damit seine nicht gelungene Wortwahl in (7) ... at m e ausgedrückt.

(5) son //

(6) son //

(7) clock //

(8) // half past seven

Demnach scheint mit der Schwere der expressiven Störung korrelierend, das pronominale Substitutionsprinzip nur noch rudimentär oder gar nicht mehr beherrscht zu werden. Nun ist das keine neue Beobachtung: Bereits Wepman/Jones legten diesen Ansatz einer Aphasieklassifizierung zugrunde. Die Untersuchung der aphasischen Sprache über das Volle Form (Substituendum) - Proform (Substituens) Verhältnis ergab zumindest eine Auslese von zwei Aphasietypen.[12]
Über die Mitberücksichtigung des semantischen Prinzips des "foregrounding" können wir an unserem Material zwei Tendenzen ablesen:
Zum einen wird über die in der Textwelt vorgenommenen pronominalen Substitutionen ohne den Kommunikationskontext nicht deutlich, ob die linguistische Repräsentationsleistung d. h. der paradigmatische Zugriff zum Substitutionssystem vs. Substituendumsystem gestört ist, oder die kognitive Leistung des "foregrounding".
Die semantische und syntaktische Dimension der pronominalen Substitution fallen zusammen. Die pronominale Substitution kann zur technischen Leerform erstarrt sein, die eine rein heuristische Funktion zur Erhaltung des syntagmatischen Textflusses wahrnimmt, ohne in den semantischen Rahmen des "foregrounding" eingebettet zu sein, und somit ihrer Vertextungsfunktion verlustig wird.
In einer anderen Gruppe von aphasischen Textvorkommen wird die primäre Texttechnik gar nicht erst erwartet: Hier ist allein deshalb, weil die sequentielle Ordnungsstruktur stark reduziert ist, auch die syntagmatische Substitution rudimentär. Während bei leichteren Fällen das syntagmatische Grundprinzip - erst ein Substituendum einzuführen und dann das Substituens - noch beherrscht wird, wird mit zunehmender Schwere der expressiven Störung korrelierend, eine rein paradigmatische Substitution deutlich: Dabei kann sowohl eine Proform als syntaktischer Default neutralisiert werden (und damit als für den Hörer induktive Repräsentation für das Prinzip der syntaktischen Pronominalisation fungieren), als auch die Beschränkung auf Substituenda im Sinne von Renominalisierungen als semantischer Default für das Prinzip des semantischen "foregrounding"[13].

12 Wepman/Jones 1966:52ff.

13 Zur Renominalisierung als Gliederungssignal s. Gülich/Raible 1974:94ff., in: Gülich/Heger /Raible 1974^2.

Während beim gesunden Sprecher das syntaktische und das semantische Prinzip der primären Textverkettung komplementär eingesetzt werden, scheinen die Aphasiker der zweiten Gruppe in schwereren Fällen in der linguistischen Abbildungsfähigkeit auf das jeweilige Default der pronominalen Substitutionstechnik eingeschränkt zu sein.[14]

Man kann nun argumentieren, daß im Gebrauch sowohl einer pronominalen Leerform als auch einer Renominalisierung (syntaktischer vs. semantischer Default) Gliederungsbemühungen der Aphasiker sichtbar werden, die aufgrund der sprachlichen Abbildungsstörung eingeschränkt sind auf eine syntagmatische Reaktion (erste Gruppe → syntaktische Leerform) bzw. eine selektive Addition (zweite Gruppe - → semantisches "foregrounding"). Dieses Ergebnis spezifiziert die Resultate von Gleason/Goodglass, die bei den Aphasikern eine überproportionale Zahl von nicht anaphorischen Proformen festgestellt hatten[15] bezüglich eines posterioren (erste Gruppe) vs. anterioren (zweite Gruppe) Syndroms.[16] Darüberhinaus erhalten wir durch die Einbettung einer textsyntaktischen Technik in den semantischen Raum auch die Möglichkeit, die Frage nach der eventuell zugrunde liegenden kognitiven Funktionsstörung weiter zu verfolgen(s.S.5,16f.):Das semantische Prinzip des "foregrounding" scheint für die Textleistung genauso wichtig wie das syntaktische Prinzip der anaphorischen Pronominalisierung. Auf der makrostrukturellen Ebene der Teilganzes Hierarchisierung müßte sich dementsprechend die schon jetzt ablesbare Auslese zweier Gruppen im aphasischen Textverhalten weiter bestätigen.

---

14 Zum Begriff des Default s. Minsky 1975, de Beaugrande 1980:12 "a standard in absence of specific indications."

15 Ca. 85% der von den Aphasikern erbrachten Proformen erfolgten ohne Einführung eines Substituendums gegenüber nur 5% bei gesunden Sprechern (Gleason/ Goodglass et al. 1980: 377.

16 s. Tabelle in der Testprozedur S. 99 betreffs der Zuordnung der von uns vorgestellten aphasischen Textvorkommen (über die laufende Numerierung) zu einem aphasischen Syndrom.

4.2. SEKUNDÄRE TEXTTECHNIK: MAKROSTRUKTURELLE GLIEDERUNGSVERFAHREN

4.2.1. Grenzsignale für Teilganzes Hierarchisierungen vs. Elementarsignale für Teiladditionen

Engel betont, daß Aphasiker in besonderer Ausschließlichkeit die makrostrukturelle Sprachebene betonen.[1] Harweg, dessen primäres Textkonstitutionsmodell wir für die aphasische Empirie im letzten Kapitel untersucht haben, gesteht den Text-Makrostrukturen eine sekundäre textbildende Funktion zu.[2]
Wenden wir uns also der makrostrukturellen oder von uns als Teilganzes Hierarchisierung bezeichneten Textleistung zu. Für unsere beiden aphasischen Gruppen[3] ist die Frage in diesem Kapitel zum Textleistungskonzept über textkonstitutive Techniken, ob bzw. wie Aphasiker die Teilganzes Hierarchisierung sprachlich markieren.

Rumelhart stellt dar, daß

> "some higher level of organization takes place in stories that does not take place in strings of sentences ... rather strings of sentences combine into psychological wholes."[4]

Wir wollen hier diese psychologischen Teilganzen (die in der Abbildung von sequentiellen und konzeptuellen Mustern auf übergeordnete Ordnungsstrukturen entstehen) hier für die Bildergeschichte "Der verlorene Sohn" bildlich darstellen(s. nächste Seite) :

---

1 Engel 1977:182.
2 Harweg 1975:374.
3 s. unter 2.1.1. und S. 33f.
4 Rumelhart 1975:212f.

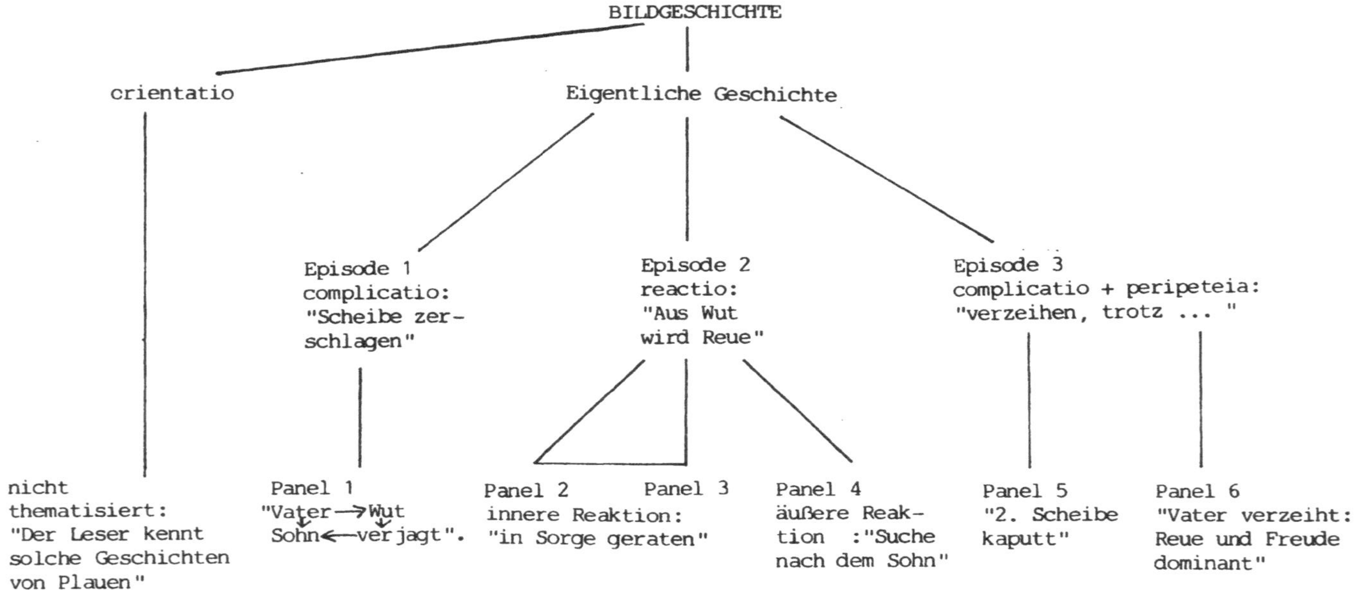

Abb.5 Teilganzes Relationen der Bildergeschichte "Der verlorene Sohn"[5]

5 s. dazu auch Testprozedur, S. 88. Panel ist der Terminus technicus von Krafft 1978 für ein Einzelbild der Bildergeschichte.

Mit Hilfe dieses Modells sehen wir die hierarchische Teilganzesbeziehung der Erzählung. Das hierarchiehöchste Textganze Erzählung kann nur geleistet werden, wenn die einzelnen Teilganzen und die Teile in diese und jene dann wiederum in das Textganze integriert werden: Konzeptuelle und sequentielle Muster müssen aufeinander abgebildet und sprachlich signalisiert werden. Wir wollen uns an Elisabeth Gülich anlehnen, die am Beispiel des Französischen eine Makrosyntax der Gliederungssignale entwirft. Für unsere Zwecke greifen wir vor allem folgenden Aspekt auf:

> "Man erzählt offenbar nicht in Sätzen, sondern in anderen Einheiten ... Im Unterschied zu Sätzen sind die Erzähleinheiten genau voneinander abgegrenzt. Mit den Eröffnungssignalen steht uns ein hörbares Kriterium als Grenzsignal zur Verfügung."[6]

Die von uns aufgezeigten Teilganzes Strukturen der Bildergeschichte müßten demnach jeweils als Teiltexte explizit "hörbar" eingeleitet sein, wenn sie als solche realisiert werden und in das Modell, das der Textteilnehmer von der Bildergeschichte erstellt, einfließen.

Sehen wir uns dazu das Textvorkommen eines 9-jährigen Jungen an:

Jonathan (36)

(1) once there was a father and his son broke a window
(2) so he got really mad
(3) and let him go out and play
(4) so he wouldn't break any more windows
(5) after about a while he looked at the time
(6) and it was very very late
(7) he started pacing up and down
(8) up and down
(9) so finally he went running out
(10) looking for him
(11) he came home very unhappy
(12) thinking he'd lost his son
(13) but
(14) all of a sudden
(15) a ball came out another window
(16) and hit him on the head

---

6 Gülich 1970:56.

(17) the child came out to get the ball

(18) and the son? the father grabbed him

(19) very very happy

Jonathan signalisiert dem Hörer vier Teilganze seiner Erzählung durch ein Grenzsignal.[7]

(1) once Anfangssignal, metakommunikatives Signal, das kollokativ den Bezug zu einer Textsorte[8] darstellt ("once upon a time there was ... ")

(5) after about a while die temporale Adverbialphrase signalisiert die innere Reaktion

(9) so finally die kausale äußere Reaktion

(13) but

(14) all of a sudden signalisieren die Pointe (Peripetie)

Wichtig ist dabei, daß Jonathan die Peripetie nicht thematisiert, dem Hörer aber ein explizites Signal dafür gibt: (13) but, (14) all of a sudden. Dies bedeutet, daß das Grenzsignal als linguistische Repräsentation paradigmatisch substitutiv für eine psychologische Einheit der Geschichte auf der Ebene der sequentiellen Ordnungsstruktur stehen kann.[9] Wichtig wird das für aphasisch desintegrierte Textvorkommen, weil es impliziert, daß konzeptuelle Repräsentationen von Textwissen (hier: Erzählung Pointe) von linguistischen Signalen substitutiv repräsentiert werden können.

Die vier Textteile signalisieren dem Hörer eine zeitliche Abfolge von Sinneinheiten zu dem Typ Märchen, phantastische Geschichte: (1) once stellt das hierarchiehöchste Signal dar, da es die Erzählung als Ganzes einordnet und nicht nur die Teile in ein Ganzes Erzählung der Bildergeschichte "Der verlorene Sohn". Jonathan kombiniert demnach Teilganze der Geschichte zu einem Ganzen Erzählung der Geschichte.

Nun wissen wir ja, daß sich aphasische Sprache durch die Verarmung des Lexikons auszeichnet.[10] Auf Textebene dürfte sich die Beeinträchtigung des Zugriffs zum

---

7 s. dazu Testprozedur S. 88.

8 Wir wollen uns hier nicht damit auseinandersetzen, ob der Texttyp Fiktion oder die Textsorte Märchen für den Textteilnehmer im Fokus sind (im letzteren Fall wäre once ein typisches Exordialsignal).

9 Und über eine Expansion des Textes (im Sinne Labov/Fanshel 1977) vom Hörer rekonstruiert werden kann.

10 s. Peuser 1978:110ff., Goodglass 1979:257.

Lexikon für beide Gruppen in der Verkümmerung der Grenzsignaltechnik auswirken[11] und für die eine Gruppe von aphasischen Textvorkommen stellt sich auch die Frage, ob sie die Teilganzes Hierarchisierung konzeptuell leisten. Wir müssen uns also ersteinmal elementare Gliederungssignale ansehen.

Halliday/Hasan stellen vier elementare Typen von Konjunktionen fest, die additive ("and"), die adversative ("but"), die kausale ("so"), die temporale ("then").[12] Sie sind hochfrequent im Englischen und Halliday bezeichnet diese vier Typen als ein "very simple overall framework":

> "A detailed systematization of all the possible subclasses would be more complex than is needed for the understanding and analysis of cohesion."[13]

Für die Hierarchisierung der Teilganzen der übergeordneten Struktur Erzählung reichen sie als Signal-"Fundus" nicht aus. Auf der makrostrukturellen Textebene muß der Textteilnehmer die nächst höhere Ebene beherrschen: Er muß in der Lage sein, die elementaren Signaltypen zu spezifizieren, also z. B. das temporale Signal in 'then + immediately' (at once, thereupon etc.); 'then + after an interval' (soon, later, after a time etc.); 'then + repetition' (next time, on another occasion); 'then + a specific time interval' (next day, five minutes later etc.),[14] wie wir es für den gesunden Sprecher weiter oben gesehen haben.

Sehen wir uns dazu flüssigsprechende Aphasiker an, für die wir syntagmatische Gliederungssignale erwarten dürfen.

Bill (25)

(1) the boy's just / / broken the

(2) +++ his window

(3) the father is very cross

(4) he chases out the boy

(5) and after a time

(6) the father is very disacted

(7) because the boy is very late now

(8) so he's worried about the boy is very late //

(9) about five o'clock in the evening

---

11 s. auch Resultate Ulatowska et al. 1983:328f. discourse errors, und Gleason/Goodglass et al. 1980:379 syntactic organization.

12 Halliday/Hasan 1976:238f.

13 ebd. 239.

14 ebd. 261f.

(10) I should think

(11) the father is very carried?

(12) the father is very worried about the boy

(13) and quite concerned about him

(14) when the father comes home

(15) the son comes in

(16) the father is home now

(17) the father is very worried about what the father has got to say to him

Bill scheint sequentielle Ordnungssignale zu beherrschen: z. B. (5) and, (7) because, (8) so, (14) when, (17) and. Auch ein perzeptuelles Problem in (9) (eine Sehfeldstörung, s. Testprozedur) signalisiert er durch einen evaluierenden Einschub in (10) I should think . Ein weiteres Beispiel:

Fritz (26)

(1) der Sohn hat zu Hause mit dem Ball ein Fenster eingeschmissen

(2) und vom Vater den Hintern vollgekriegt

(3) er springt davon

(4) der Vater schaut auf die Uhr

(5) weil der Sohn noch nicht da ist

(6) um neun Uhr ist der Sohn immer noch nicht da

(7) da packt er nach dem -

(8) er zieht den Mantel an

(9) und geht raus

(10) er will den Sohn holen

(11) er findet ihn nicht

(12) er geht traurig wieder nach Hause

(13) und da //

(14) da fliegt ein? ihm ein Ball an den Kopf vom andern Fenster aus

(15) der Sohn hat den Ball geworfen

Die hochfrequenten Elementarsignale wie und, weil und da werden verwendet. Daß diese elementaren Sequenzsignale noch erhalten sind, ermöglicht uns aber auch eine andere Schlußfolgerung: Sie erscheinen im wesentlichen als Sequenzsignale auf der Ebene der lokalen Ordnungsstruktur und erreichen den Hörer lediglich als sequentielle Signale für konzeptuelle Teile, nicht aber als Grenzsignale für Teilganze.

4.2.2. Grenzsignale für semantische Problemlösung: Arretierungssignale

Bei den in ihrer syntaktischen Abbildungsleistung stark beeinträchtigten Aphasikern erwarten wir nur die hochfrequente Konjunktion and :

Rob (19)

(1) +++ come out of the door and hit him
(2) and cause the [bʊə] has [boʊkə] window
(3) the son the man looking on time
(4) for he's called the [komen]
(5) the ball hits a second time
(6) and he suddenly [dɒ dɒ]

Sie fungiert als additives Grenzsignal für konzeptuelle Teile. Dabei können die konzeptuellen Teile nebeneinander präsentiert werden ohne ein Signal für eine additive Informationssequenzierung, s. das Textvorkommen von Ives (1) :

Ives (1)

(1) [ts] all eh ball //
(2) hit me //
(3) chap // spivy // speedy //
(4) half past two //
(5) I wonder why //
(6) oh yes running //
(7) running at me //
(8) no // it's difficult //
(9) crash //
(10) son and father //
(11) please // ball at me
(12) happy with me
(13) forgive son

Wenn der Hörer jedoch eine übergeordnete Ordnungsstruktur als Orientierungsschema aktivieren kann, so scheinen auch Informationsinjektionen[15] ausreichend als Auslöser für zu leistende Suchprozesse, wie wir untenstehend zeigen:

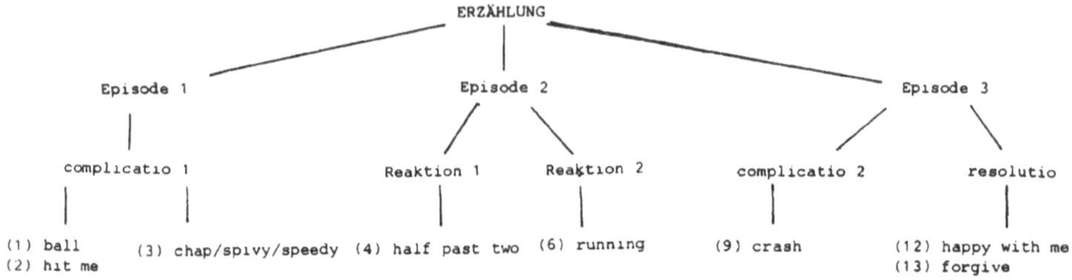

Abb. 6 Orientierungsschema zum Textvorkommen Ives (1)

Dabei kann aber aufgrund der rudimentären syntagmatischen Textstruktur von sequentiellen Gliederungssignalen nicht mehr gesprochen werden.
Was aber an Ives Textvorkommen unter dem Blickwinkel von Grenzsignalen für Bedeutungssuchprozesse auffällt, sind metalinguistische Signale:

(5) I wonder why //

(8) no // it's difficult // [16]

Ives signalisiert damit, daß er die Textwelt arretiert, um textuelle semantische Suchprozesse anzustellen.
Mit (5) kommentiert er, daß er eine konzeptuelle Sinnhypothese sucht; in (8) signalisiert er mit no, daß er sich nicht als Handlungsteilnehmer in die Bildergeschichte projiziert und der syntaktische Default-Zugriff zur Proform me in (7) als nicht angemessen angesehen wird. Dies wird unterstützt in dem metalinguistischen Kommentar zur eigenen Sprachleistung (8) it's difficult .

Diese metalinguistischen Signale finden wir auch bei anderen Aphasikern der anterioren Gruppe:

Jeany (3)

(1) at seven o'clock something astounds him

(2) it's time

---

15 Terminus von Grimes 1975:275 " ... the highest rate of information injection is that of telegraphic style, in which the apparatus of cohesion is squeezed to the minimum that grammar will permit."

16 Dabei ist hier uninteressant, daß solche Automatismen ganzheitlich gespeichert sein könnten und damit anderen Abrufmechanismen unterliegen. Vielmehr wird hier die These vertreten, daß sie als Signale für kognitive - wenn auch nicht an die Oberfläche gelangende - Problemlösungsprozesse angesehen werden können.

(3) he waits for his baby

(4) I hope

(5) I hope he doesn't like it

(6) little boy has thrown the ball through that window

(7) as it's gone

(8) at his daddy (. "drops her aitches" (London))

So signalisiert Jeany in (4) I hope he doesn't like it durch eine metalinguistische Substitution die semantische Leerstelle der Reaktion.
Erinnern wir uns an das Vorgehen des gesunden Sprechers Jonathan, der auch eine konzeptuelle Ordnungsstruktur (die Pointe) über eine syntaktische Leerstelle repräsentierte (s. S. 38), so scheinen insgesamt trotz ihrer eingeschränkten expressiven Fähigkeit, die zweite Gruppe unserer Aphasiker dem Textverhalten gesunder Sprecher näher zu sein,[17] während die andere große Gruppe von Aphasikern eher reaktiv mit sprachlichen Ordnungsstrukturen zu operieren scheinen und auch Gliederungssignale nur für die sequentielle Organisation geben.[18]
Die übergeordnete Ordnungsstruktur erscheint reduziert auf die Reihung von transkodierten Äquivalenten von Panel-Abfolgen. Dementsprechend sind die lokalen Grenzsignale (die elementaren Konjunktionen) intakt.
Insgesamt gesehen entgeht dem Hörer jedoch das nach Labov/Waletzky Wesentliche einer mündlichen Erzählung: die Perspektive des Textteilnehmers.[19]

Damit haben wir gemäß unserer ersten systematischen Eingrenzung der Untersuchung von Textleistung auf die übergeordnete Ordnungsstruktur Erzählung als exemplum unsere aphasischen Textvorkommen über im Sprachsystem zu erbringende Repräsentationsleistungen für die primäre und sekundäre Texttechnik in zwei Gruppen einteilen können.
Eine Gruppe von Aphasikern scheint dabei vor allem substitutiv paradigmatisch vorzugehen und damit dem Verhalten gesunder Sprecher näherzukommen unter dem Gesichtspunkt, daß Texttechniken semantische Problemlösungsprozesse repräsentieren. Die andere Gruppe setzt vorwiegend syntagmatische Texttechniken ein, die trotz eines an sich als flüssig eingestuften Sprachverhaltens über elemen-

---

17 s. dazu Kean 1977:11f.

18 Gleason/Goodglass et al. 1980:380 "Those with Wernicke aphasia are not so impaired syntactically, but their proficiency is somewhat overrated ... They ... tend to produce rather lengthy uncomplex sentences which are held together with many ands."

19 Labov/Waletzky 1967:13, 33ff.

tare sequentielle Signale nicht hinausgehen. Insoweit bestätigen unsere Beobachtungen damit auf der Ebene des Textverhaltens die eingangs umrissene anteriore ("contexture deficient") vs. posteriore ("mere reactive") Syndromcharakterisierung.[20]

Wir können nun fordern, daß diese Tendenzen konfrontiert werden müssen mit dem Textverhalten gesunder Sprecher. Die von uns beleuchteten Texttechniken der pronominalen Substitution und der expliziten Grenzsignale variieren situativ und werden bestimmt durch das Textwissen (d. h. auch Erfahrung im Umgang mit übergeordneten Ordnungsstrukturen) und der Intention des Textteilnehmers.
An dieser Stelle müssen wir dementsprechend unser Textleistungskonzept im Sinne unserer Einschränkung auf den Komplex Bild - Sprache pragmatisch erweitern: Die spezifische Kommunikationssituation war durch die mündliche Übertragung von Bildtexten eingegrenzt: Kommunikativ gesehen, bilden Bild und Transkodat eine Einheit.
Das heißt, wir müssen zunächst einmal den situativen Kontext der Transkodierung in unsere Überlegungen einbeziehen. Hier, so werden wir über ein klassifikatorisches Modell zeigen, lassen sich die Widersprüche zwischen der Performanz der Aphasiker auf den lokalen Ebenen des Sprachsystems versus ihres referentiell-situativ akzeptablen Textverhaltens erklären.

---

20 s. S. 4f.

4.3. MODELLBILDUNG: TEXTLINGUISTISCHE THEORIE UND KLINISCHE EMPIRIE

4.3.1. Differenzierung von Textvorkommen: Textsortenlinguistische Modellierung

Im Rahmen eines pragmatisch einfachen Textbegriffes[1] gilt das besondere Augenmerk der textexternen Kommunikationssituation. In unserem Falle heißt das, daß wir uns mit dem Komplex Bild - Sprache auf einer ersten, klassifikatorischen Ebene beschäftigen müssen. Gülich/Raible begründen ihre Beschäftigung mit dem Problemkreis der Differenzierung von Textvorkommen u. a. auch dadurch, daß Sprachbarrieren wahrscheinlich weniger von einer mangelnden satzgrammatischen Kompetenz herrühren könnten, als vielmehr von der Unfähigkeit, bestimmte Textsorten aktiv oder passiv zu beherrschen.[2] Gülich/Raible legen dar, daß sich Textsorten mit textexternen u n d textinternen Merkmalen beschreiben lassen müssen. Bei den textinternen Merkmalen unterscheiden sie zwischen solchen, die als Untermenge einer Auswahl aus den Regeln des Sprachsystems spezifiziert erscheinen und solchen, die ein Analogon im textexternen Bereich haben.
Die Kommunikationssituation als Bezugspunkt der ego-hic-nunc Origo braucht in Texten, deren Sprecher und Hörer Kommunikationsort und Zeit gemeinsam haben, nicht thematisiert werden.[3]
Die textexternen Merkmale leiten Gülich und Raible aus ihrem Kommunikationsmodell ab. Sie unterscheiden zwischen 5 Merkmalgruppen:

jeweilige Merkmalgruppe	Merkmale der jeweiligen Gruppe
Sprachliche Grundfunktion	Kommunikationsintention ("Ausdrucksfunktion") Mitteilungsintention ("Darstellungsintention") Reaktionserwartung ("Appellfunktion")

1 s. dazu S. 18, Anm. 3.
2 Gülich/Raible 1975:147.
3 Gülich/Raible 1975:156f., 158.

Typ von Kommunikationsprozeß	alltäglich öffentlich und/oder rechtlich wissenschaftlich literarisch
Bereich der Gegenstände und Sachverhalte	auf Raum und Zeit bezogen nicht auf Raum und Zeit bezogen
Gemeinsame Kommunikations-situation zwischen Sprecher und Hörer	gemeinsame Kommunikationssituation teilweise gemeinsame Kommunika-tionssituation verschiedene Kommunikationssitua-tionen
Kommunikationsrichtung	Monolog Dialog

Abb. 7 aus Gülich/Raible 1975:154.

Die Transkodierung - wenn man darunter generell die sprachliche Umsetzung eines visuellen Stimulus versteht - ist indifferent gegenüber allen fünf Merkmalgruppen. In unserem Fall war zwar der Typ von Kommunikationsprozeß als "alltäglich" spezifizierbar, aber denkbar wäre z. B. auch eine "wissenschaftliche" Erläuterung von Bildtexten. Selbst die Kommunikationsrichtung muß nicht die eines Monologs sein, wie wir später sehen werden; genauso wie wir Transkodate sehen werden, die sich nicht auf Raum und Zeit als übergeordnete Ordnungsstruktur beziehen werden.[4]

Gülich/Raible sprechen nun bei solchen Textvorkommen, die bezüglich mindestens zwei der ersten drei Merkmalgruppen nicht spezifizierbar sind, nicht von Textsorten, sondern von Kommunikationsarten.[5] Demnach wäre die Transkodierung keine Textsorte im engeren Sinne, da sie sich nicht einer vollständig spezifizierten Kommunikationssituation zuordnen läßt. Dies hat für uns einen besonderen Vorteil: Wir können bei der Beobachtung von "Textleistung" unterscheiden zwischen dem Beherrschen einer Kommunikationsart "Transkodierung" und dem Beherrschen möglicher Textsorten der Erzählung.

4 s. besonders 5.2.2.
5 Gülich/Raible 1975:155.

Nun ist bei den von uns vorgestellten aphasischen Textvorkommen deutlich geworden, daß erhalten ist, was Engel umschrieb als "Aphatiker sind in der Lage, der Äußerung die (richtige) Richtung zu geben, den Textrahmen für die zu übermittelnde Information abzustecken."[6] Aufgrund unserer oben angestellten Überlegungen können wir dies spezifizieren: Aphasiker scheinen in der Lage, kommunikationsartgemäß zu reagieren. Sie erfassen die wichtigsten textexternen Merkmalgruppen zur Kommunikationssituation und Kommunikationsrichtung. Darüberhinaus scheinen sie auch in der Lage zu sein, den allgemeinen Texttyp Erzählung zu realisieren. Selbst die auf der lokalen Ebene für den Hörer teilweise nicht dekodierbare Transkodierung von Rob (s. S. 41) hält diese übergeordnete Ordnungsstruktur mehr oder weniger akzeptabel durch:

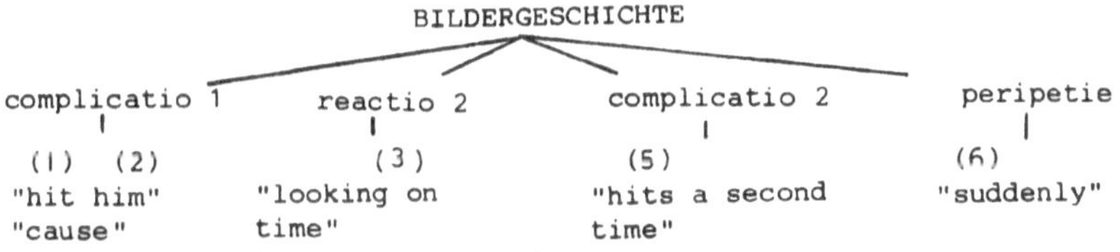

Abb. 8 Orientierungsschema zum Textvorkommen Rob (19)

Die Erfassung des allgemeinen Texttyps Erzählung scheint damit relativ störunanfällig zu sein, was einleuchtet, wenn man sich klar macht, daß Erzählen eine Alltagstätigkeit ist:

> "... Selbst in jenem Fall eines rudimentären Erzählens, dessen Inhalte Banalität enthalten und bestätigen, sind die Muster selbst im Gebrauch ... Erzählen ist als sprachliches Handeln integriert in die sonstigen Handlungsbezüge der gesellschaftlichen Aktanten."[7]

Aphasiker beherrschen demnach auf jeden Fall noch das Kommunikationsmuster Erzählung.

---

6 Engel 1977:178.

7 Ehlich 1980:20.

4.3.2. Klassifizierung der klinischen Empirie: Kommunikationsarten vs. Textsorten

D. Engel kommt in ihrer Arbeit "Textexperimente mit Aphatikern" zu dem Ergebnis, daß Aphasiker in der Lage sind, textsortenspezifisch zu reagieren. Wenn Engels Probanden die Textsorte erkennen und rekonstruieren,[8] dann gibt es dafür zwei mögliche Erklärungen: Zum einen mag die sprachliche Vorlage als Orientierung gedient haben. Zum anderen aber mag es daran liegen, daß die von ihr gewählten gebrauchssprachlichen "Textsorten" keine Textsorten im technischen Sinne sind. Generell ist es so, daß der Begriff Textsorte, obwohl er etwas intuitiv ungemein Einleuchtendes hat, bis heute ein vortheoretischer Begriff geblieben ist.[9] Engel beruft sich in Anlehnung an die pragmatische Ausprägung des Begriffs auf ein textexternes Merkmal, mit dem sie ihre drei Textsorten 1. freie Interviews, 2. Textreproduktionen, 3. wiederholte Textreproduktionen charakterisiert:

> "... für alle drei ... gilt, daß der unmittelbare ... Kontakt von Sprecher und Hörer im Dialog ... realisiert wird."[10]

Dabei lehnt sie sich an B. Sandigs gebrauchssprachlichen Textsortenbegriff an, wonach Textsorten sozial genormte komplexe Handlungsschemas sind.[11]
Sie differenziert Textsorten mittels Merkmalskombinationen, also z. B.
[+ - gesprochen], [+ - monolog], [+ - spontan], wodurch sie u. a. folgende Textsorten einteilt:

> [+ mono], [+ gespr], [- spon] : Vorlesung, öffentliche Rede Rundfunknachricht, Predigt ...
>
> oder
>
> [- mono], [+ gespr], [+ spon] : familiäres Gespräch, Telefongespräch, Frage um Auskunft auf der Straße etc.[12]

---

8 Engel 1977: 177f.
9 Kalverkämper 1981:111 (nach Sitta zitierend).
10 Engel 1977:49.
11 Sandig 1972:113.
12 Sandig 1972:115.

Wir wollen hier das Modell von Gülich/Raible (s. S.45f.) heranziehen. Alle "Textsorten" im Korpus von Engel sind bezüglich der ersten drei Merkmalgruppen indifferent:

1. Sprachliche Grundfunktion (Kommunikationsintention, Mitteilungsintention, Reaktionserwartung)
2. Typ von Kommunikationsprozeß (alltäglich, öffentlich und/oder rechtlich, wissenschaftlich, literarisch)
3. Bereich der Gegenstände und Sachverhalte (auf Raum und Zeit bezogen, nicht auf Raum und Zeit bezogen)
4. gemeinsame Kommunikationssituation zwischen Sprecher und Hörer (⟶ gemeinsame Kommunikationssituation)
5. Kommunikationsrichtung (⟶ Dialog)[13]

Daß sie lediglich bezüglich der beiden letzten Merkmalgruppen (und damit nur über eine Teilmenge) spezifizierbar sind, (von uns bereits in Pfeilrichtung spezifiziert) qualifiziert sie als Kommunikationsart und eben n i c h t als Textsorte:

> "Wir sprechen bei solchen Textvorkommen ... , die bezüglich mindestens zwei der ersten drei Merkmalgruppen nicht spezifizierbar sind, auf keinen Fall von Manifestationen einer Textsorte, sondern ... von Kommunikationsarten."[14]

Für unseren eigenen Ansatz können wir daraus folgende Schlüsse ziehen:

1. Die Transkodierung ist eine Kommunikationsart, die nur auf die Teilmenge 4. und 5. spezifizierbar (gemeinsame Kommunikationssituation, Kommunikationsrichtung Monolog) ist.[15]
2. Die Invariante beider Textvorkommen - also sowohl des Initiators als auch der Resultatvorkommen - ist ein Texttyp oder eine Textsortenklasse ('Erzählung').

Erzählung ist technisch gesehen eine Textsortenklasse, da t e x t i n t e r n verschiedene Realisierungen möglich sind.

Gülich/Raible erstellen damit ein Modell, das uns ermöglicht zu erklären, warum Engels Aphasiker in der Lage waren, "textsortenspezifisch" zu reagieren. Engels "Textsorten" halten einer Überprüfung nicht stand. Ihre Ergebnisse kor-

---

13 Gülich/Raible 1975:154, in 4. und 5. durch ⟶ von uns bereits spezifiziert.

14 Gülich/Raible 1975:155.

15 Das bezieht sich nur auf unseren Kontext (Testsituation); prinzipiell sind Transkodierungen auch über 4. und 5. nicht spezifizierbar, s. S. 46.

relieren vielmehr mit unseren eigenen oben erstellten Beobachtungen,[16] wonach Aphasiker in der Lage sind, die Kommunikationsart zu erfassen und gemäß ihr zu reagieren, wobei neben unsere Kommunikationsart Transkodierung Engels Kommunikationsarten Interview und Textreproduktion und Glebers Kommunikationsart Textordnen treten (s. 2.2.2.). Hier wird auch Cohens et al. Ergebnis unterstrichen, daß Aphasiker nicht darin beeinträchtigt sind, referentiell-situational zu reagieren.[17]

Die klinische Empirie bestätigt somit, daß es textlinguistisch sinnvoll ist, zwischen Textsorten und Kommunikationsarten ("Textsorten" im pragmatisch einfacheren[18] Sinne) zu unterscheiden. Kommunikationsartleistung und Textleistung können nicht gleichgesetzt werden. Daß Aphasiker Kommunikationsartleistung erbringen, bestätigt im übrigen die Erwartung, die an aphasische Sprache gestellt wird: Engel selbst sagt, daß "aphasische Kommunikation vor allem eine Kommunikation der Kontaktnahme" ist.[19] Auch die gesunden Sprecher erstellen keine Textsorten von Erzählungen. Hier zeigen Aphasiker und gesunde Sprecher eine ähnliche (d. h. graduell variierende) Leistung: Sie reagieren auf die Kommunikationsart 'Transkodierung' und das Kommunikationsmuster Erzählung.

Wir haben nunmehr in einem ersten Teil Textleistung über die klinische Empirie eingegrenzt als im Sprachsystem zu erbringende primäre (Substitutionstechniken hier: Pronominalisation als syntaktischer Default und 'foregrounding' als semantischer Default s. 4.1.) und sekundäre (Teilganzes Hierarchisierung, hier: sequentielle und konzeptuelle Gliederungssignale, s. 4.2.) Textualisierungstechniken. Unter Einbeziehung der Ergebnisse klinischer Arbeiten zum aphasischen Sprachverhalten auf Textebene schlugen wir vor, Textleistung und Kommunikationsartleistung technisch abzugrenzen (s. 4.3.).
Wir werden im folgenden zweiten Teil der Arbeit den Ansatz einer klassifikatorischen Textlinguistik erweitern um Ansätze einer prozessualen Textlinguistik, um im Komplex Bild - Sprache von einem pragmatisch bzw. syntaktisch einfachen zu einem semantisch erweiterten Textleistungskonzept zu gelangen.
Dabei wenden wir uns am Beispiel gesunder Sprecher den Bedeutungssuchprozessen im Komplex Bild - Sprache und ihrer linguistischen Repräsentation zu.

---

16 s. dazu S. 47.
17 s. dazu S. 16.
18 s.S. 18, Anm. 3.
19 Engel 1977:174.

Im zweiten Teil werden wir dann wiederum im Sinne des pathologia illustrat physiologiam für eine Textsemantik plädieren, die kognitive und perzeptuelle Selektionsprozesse in ihrer Modellierung berücksichtigt.

5. KOMPLEX BILD - SPRACHE: TEXTLEISTUNG ALS SEMANTISCHER PROZESS

5.1. Sprachliches Problemlösungsverhalten: Perzeptuelle und kognitive Eingrenzungen im Komplex Bild - Sprache

Wir haben in einer ersten empirischen Studie im Sinne unseres Leitsatzes pathologia illustrat physiologiam ein Textleistungskonzept über im Sprachsystem zu erbringende Abbildungstechniken entwickelt. Unser Vorgehen war dabei von unserer Einschränkung (1) [s. unter 1.1.] bestimmt, den narrativen Texttyp im Sinne eines exemplum für textuelle Präsentationen zu untersuchen. Klinische Untersuchungen hinzuziehend, haben wir aphasisch desintegriertes Textverhalten als Kommunikationsartleistung eingegrenzt.

Nun erhalten wir damit aber noch keine Antwort auf die Frage, ob die dem Kommunikationsart- bzw. Textverhalten zugrunde liegenden semantisch-kognitiven Prozesse bei Aphasikern erhalten sind, so daß nur von einer Zugriffsstörung zum linguistischen Abbildungssystem gesprochen werden kann, oder ob sich im aphasischen Sprachverhalten doch eine spezielle kognitive Störung widerspiegelt. Wir sind auf dieses Problem nicht nur in der klinischen Literatur gestoßen (Marie, Goldstein, Bay, Gardner, Cohen, s. 2.2.2.), sondern auch bei unseren eigenen Beispielen aus der klinischen Empirie immer dann, wenn eine syntaktische Abbildungstechnik eingebettet in eine semantische Technik integrativ aktualisiert werden mußte.[1]

Nun können wir für diese Problemstellung unsere Einschränkung (2),den Komplex Bild-Sprache,berücksichtigen: Bei Transkodierungsprozessen müssen linguistische Abbildungen auch als Repräsentationen von speziellen kognitiven Operationen der semantisch-perzeptuellen Informationsaktivierungen angesehen werden. Soweit haben wir den Kontext der Transkodierung nur beachtet, um sprachsystematische Fehlleistungen im Rahmen der Kommunikationssituation Bild-Text zu relativieren. Nicht berücksichtigt haben wir die im Komplex Bild-Sprache angelegte Erweiterung eines Textleistungskonzeptes: Wenn Bild und Text eine Kommunikationseinheit darstellen, so müssen neben sprachlichen Präsentationsleistungen (pri-

---

1 Sowohl bei der Einbettung in die anaphorische Substitution (4.1.1.) als auch der Setzung von konzeptuellen Gliederungssignalen (4.2.2.) muß das syntaktische Default der sequentiellen Orientierung semantisch-konzeptuell spezifiziert werden.

märe und sekundäre Texttechniken) auch sprachliche Repräsentationsleistungen von perzeptuellem und konzeptuellem Problemlösungsverhalten abgebildet sein. In ein durch den Komplex Bild-Sprache eingeschränktes Textleistungsmodell fließen demnach vor allem zwei Komponenten ein: Zum einen die Berücksichtigung von perzeptuellem Problemlösungsverhalten. Zum anderen das Einfließen von konzeptuellem Problemlösungsverhalten.[2]
Dieses Textleistungskonzept basiert auf Arbeiten im Umfeld einer prozessualen Semantik, die Sprache im Zusammenhang mit den grundlegenden perzeptuellen und kognitiven Operationen, die ihrem Sprachgebrauch zugrunde liegen, untersucht.[3]

Nachdem wir primäre und sekundäre Texttechniken im Sinne des pathologia illustrat physiologiam als semantisch-syntaktische Operationen im Sprachsystem am exemplum Erzählung dargestellt haben, werden wir jetzt perzeptuelle und konzeptuelle Bedeutungssuchprozesse und ihre linguistischen Repräsentationen im Sprachsystem an Transkodierungen gesunder Sprecher untersuchen. Dabei fließt in unser Textleistungskonzept zum einen der Aspekt der interaktiven Bedeutungssuche, der Anlehnung an ein Orientierungsschema im Sinne einer übergeordneten Ordnungsstruktur ein. Zum anderen der Aspekt der intraaktiven Bedeutungssuche, der Konstruktion eines individuell-kognitiven Orientierungsrahmens.[4] Zugrunde liegt dem der prozessuale Ansatz, daß Sprachgebrauch gedacht werden kann als ein Weg, im Hörer Verstehensprozeduren auszulösen.[5]

Wenn wir uns erinnern, so wollten wir der Frage nachgehen, ob ein prozessual erweitertes Textleistungskonzept uns dabei helfen kann, aus linguistisch-prozessualer Sicht die umstrittene Frage nach der allgemeinen vs. spezifischen kognitiven Störung von einer aphasischen Gruppe zu klären. Dabei können wir

---

2 s. dazu auch die in der künstlichen Intelligenz gebrauchten bottom-up vs. top-down Prozeduren beim Problemlösungsverhalten und Anwendung in der Linguistik in Halliday 1977:2.3.

3 Programmatisch dazu etwa Miller/Johnson-Laird 1976. Wir denken an Chafe 1970, Fillmore 1977, Lakoff/Johnson 1980.

4 Maturana 1982:57ff. stellt dar, daß die Funktion der Sprache darin besteht, den zu Orientierenden innerhalb seines kognitiven Bereichs zu orientieren, und nicht darin, auf selbständige Entitäten zu verweisen. Brown 1977:59 "Language is one expression of an extension of cognition into the world that language seeks to describe." s. auch Foss/Hakes 1978:13 externen vs. internen Kode.

5 Winograd 1977:442, Moore/Carling 1982:162 " ... a fragment of language has some of the characteristics of a catalyst."

aber nicht davon ausgehen, daß Aphasiker kognitives Problemlösungsverhalten sprachlich (also extern) repräsentieren können.

Wenn intraaktives Problemlösungsverhalten aber intakt ist, müssen wir annehmen können, daß interne Bedeutungssuche stattfinden kann. Wir werden deshalb im Komplex Bild-Sprache versuchen, den Prozeß der intraaktiven Bedeutungssuche experimentell aufzubrechen. Wir wollen zeigen, daß die Anwendung nur einer Problemlösungsstrategie (perzeptuell orientiert) zum Verlassen der Textwelt führen kann, wenn sie nicht intraaktiv durch konzeptuelle Füller spezifiziert wird. Hier erwarten wir nicht nur eine Antwort für das von uns in Übereinstimmung mit der klinischen Literatur aufgefundene Sprachverhalten einer aphasischen Gruppe, sondern auch im Sinne wieder unseres pathologia illustrat physiologiam eine Motivation, bei einer Linguistik des Sprachgebrauchs neben der sprachlichen Präsentation auch sprachliche Repräsentationen und damit perzeptuell-konzeptuelle Faktoren zu berücksichtigen.[6]
Dabei werden die von uns im ersten Teil vorgestellten Texttechniken als linguistische Abbildungen im Sinne von Repräsentationen für transkodale Bedeutungssuchprozesse angesehen.[7] Einfließen muß dabei in unsere Untersuchung, die wir zuerst an gesunden Sprechern entwickeln, daß es sich um spontane mündliche Transkodierungen handelt und daß die Testsituation relativ unkompliziert gestaltet wurde (keine Klassenzimmer-Atmosphäre, keine psychologische Testbatterie). Diese Aspekte werden in der Testprozedur (Anhang) dargestellt.

Im Zusammenhang mit unserer klinischen Empirie ist von uns in diesem Sinne ein neuer Ansatz vorgenommen: Die Trankodierung wird nicht als Reproduktionsaufgabe mit interaktiv-transaktionalem Problemlösen gestellt, sondern als Konstruktionsaufgabe mit intraaktiv-kognitivem Problemlösen.[8]

---

6 s. dazu programmatisch für eine restriktive Linguistik Bever 1970.

7 Miller sieht die Charakterisierungen der Interaktionen von perzeptuellen Präsentationen und ihrer symbolischen Repräsentationen als zentrale Aufgabe der Kognitionswissenschaften, Miller 1981:222f.

8 s. dazu etwa Fillmore 1979, Vorwort u. S. 88 "the possibility of defining norms of performance and ability ... has to depend on empirical data concerning the exact nature and range of observable individual differences ... there are levels of linguistic accomplishment that distinguish 'normal' speakers from each other." Der Verbalisierungsprozeß enthält dann linguistische Repräsentationen der individuellen Fähigkeiten.

5.2. TRANSKODIERUNGSPROZESSE: SEMANTISCH KONSTRUKTIVE PROBLEMLÖSUNG

5.2.1. Aktivierung von Textwissen: Anlehnung an ein Orientierungsschema

Transkodierungen sind in der klinischen Linguistik eine beliebte "Übersetzungsübung":

> "Setzen wir beim Lautlesen oder Schreiben nach Diktat graphisch Symbole in phonische bzw. phonische Symbole in graphische um, dann sprechen wir vom 'Transkodieren'."[1]

Wir wollen hier den Transkodierungsprozeß als bedeutungsgerichteten Verbalisierungsprozeß untersuchen im Hinblick auf transkodale Informationsaktivierungen, Aktivierungsverbreitungen und ihrer linguistischen Repräsentationen.[2] Der Transkodierungsprozeß zeichnet sich dadurch aus, daß der das Transkodat erstellende Textteilnehmer in einer Person Rezipient und Emittent ist.[3] Der Transkodierungsprozeß ist ein intraaktiver Prozeß der Informationsselektion und Versprachlichung relativ zu interaktiven Erfahrungsmustern (Textwissen) und individueller konzeptueller Problemlösung (Sinngebung).[4]

---

1 Peuser 1978:12. Eine komplexe Übersicht im klinischen Kontext bietet E. Weigl 1975.

2 Weigl 1975:106 "the real transcoding process only begins when the system change is linked with the task of creating relations between specific corresponding structures in differing code systems." Insgesamt lehnen wir uns an das UC-Berkeley-Projekt "Language and Experience" (Leiter: W. Chafe) an, bei dem die Verbalisationsprozesse zu der non-verbal (als Film) präsentierten sogenannten "Birnen-Geschichte" untersucht wurde, s. Chafe 1980 (Vorwort).

3 Termini im Sinne von Glinz 1978:42f. "Angenommen ist dabei der grundsätzlich wichtigste Fall, nämlich, daß nicht ein schon vorhandener Text nur neu emittiert wird (wie wenn jemand etwas vorliest oder auswendig vorträgt), sondern daß der Text im Moment der Emission zugleich erst geschaffen wird." Darauf gründen wir unser Konzept der Intraaktion. s. dagegen die Kliniker, bei denen es sich bei Transkodierungsaufgaben stets um Neu-Emission bereits vorhandener Texte handelt: Engel 1977, Gleason/Goodglass et al. 1980, Ulatowska et al. 1981, 1983, Gleber/Huber 1982, s. unter 2.2.

4 Hörmann 1976:479f."Verstehen ist nicht das Codieren (oder umcodieren) des sprachlichen Input, sondern ein Vorgang, in welchem und für welchen aus Anlaß des sprachlichen Input aus ins Bewußtsein tretenden schon vorhandenen Wissensbeständen und aus der einlaufenden 'sprachlichen Information' eine einheitliche, aber differenzierte semantische Beschreibung dessen aufgebaut wird, was sich uns als verstandener Text darstellt."

Die Anweisung zur Transkodierung ergeht folgendermaßen: "Please, make a meaningful story out of this."[5] Die Anweisung enthält zwei Induktionen für Informationsaktivierungsprozesse: Zum einen story, das Textwissen aktivieren kann, zum anderen meaningful, das dieses erweitern und entfalten kann auf der Ebene individueller Bedeutungssuchprozesse.[6]

Sehen wir uns die im Anhang befindliche Bildergeschichte "Sorry" von Claire Brétecher an. Diese Bildergeschichte versetzt uns mit der Aufforderung versehen "make a meaningful story out of this" durchaus in Schwierigkeiten:[7] Wir stehen vor einem Problem, das wir möglichst effektiv lösen wollen.[8] Unbewußt unterziehen wir uns einem Problemlösungsvorgang: Wir ersinnen heuristische Hilfsstrategien. Der Psychologe Bartlett beschrieb diesen aktiven Prozeß wie folgt:

> "The connecting of the given pattern with a special setting is obviously an active process, for, speaking in an abstract sense, the setting used is only one of a large number, any of which might be brought into play. But though it is active it is not conscious, for the observer is not aware of a search and a subsequent match. I shall call this fundamental process of connecting a given pattern with some setting or scheme: effort after meaning."[9]

---

5 Hier sei daran erinnert, daß die Textteilnehmer meist englischsprachig sind, s. auch Testprozedur.

6 s. Chafe 1980:11 "Suppose we regard thinking as involving three major components: I will call them information, the self, and consciousness ... Consciousness ... I take to refer to the activation of some available information in the service of the self." Chafe stellt dies bildlich dar (S.12, Abb. 1):

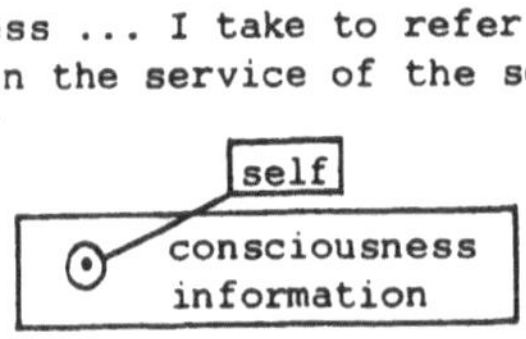

7 Krafft 1978:14 würde diese Bildergeschichte als Intellektuellen-Comic bezeichnen, der hauptsächlich darauf angelegt ist, die Norm zu durchbrechen.

8 Clark/Clark 1977:226 "In discourse, the main problem is to organize the flow of information so that by the end all the pertinent information has been expressed and understood."

9 Bartlett 1932 :20.

Unser Problemlösungsziel heißt demnach: Wir werden versuchen, das "given pattern" (die Brétecher Bildergeschichte) an ein "special setting" oder "scheme"[10] heranzuführen. Prozessual ausgedrückt heißt das, daß bestimmte Signale eine Aktivierungsverbreitung auslösen.[11]

Nun bietet die Anweisung selbst ein Informationsaktivierungssignal bezüglich eines speziellen "settings" oder "schemes", nämlich ... story ... .
Wir können über dieses Signal Wissen über Texte aktivieren.[12]
Sehen wir uns dazu den Resultattext einer gesunden Sprecherin an:

Rosinge (34)

(1) zwei Leute gehen an einer Straße entlang

(2) zuerst hintereinander

(3) dann Seite an Seite

(4) der eine stößt an den anderen

(5) und es kommt zu einem Streit

(6) der eine der Große beschimpft den anderen

(7) der immer kleiner wird

(8) und sich schließlich

(9) vor ihm auf den Boden wirft

(10) gegen Ende der Geschichte gehen sie wieder nebeneinander her

(11) und der eine entschuldigt sich bei dem andern

Rosinge scheint im Fokus ihrer Informationsverbreitung Textwissen zu realisieren: Sie aktiviert ein narratives Schema zu den

sequentiellen Leerstellen:	und	semantischen Leerstellen:
orientatio (1) - (2)		Konstellation der Handlungsträger: (1) - (3)
complicatio (4) - (9)		Änderung in der Konstellation der Handlungsträger: (4) - (9)
resolutio (10) - (11)		Lösung: (10) - (11)

10 Der Schema-Begriff ist in der kognitiven Psychologie und Textlinguistik sehr populär geworden, s. a. Skript, Frame, Plan als weitere globale Wissensstrukturen, etwa in de Beaugrande/Dressler 1981 zur ersten Übersicht und Schank/Abelson 1977.

11 s. dazu S. 20, Anm. 14.

12 Textverständnis ist immer gekoppelt an im Text selbst nicht enthaltenes Material und der Rekonstruktion von sinnvollen Vorkommenszusammenhängen und damit auch Zuordnung zu einer bestimmten standardisierten Form des Umgangs mit Sprache (Marfurt 1980), s. dazu unsere übergeordnete Ordnungsstruktur als internalisiertes Orientierungsschema unter 3.2., S. 22.

ohne diese Leerstellen für die vorliegende Brétecher Geschichte konzeptuell zu spezifizieren: So verkennt sie das Gedankenspiel in (6) - (9) und auch die Pointe in (10) - (11). Die Anwendungsinduktion story fungiert so als Hilfsstrategie für eine am virtuellen "scheme" orientierte Transkodierung.[13]

5.2.2. Aktivierung von Sinnhypothesen: Konzeptuelle Bedeutungssuche

Ganz anders verhalten sich zwei Kanadier. Bei ihnen fungiert die Markierung von story:meaningful story als Aktivierungssignal:

(39)(P) Peter, (B) Burt (40)

(P)	(1)	two persons are on the street
	(2)	perhaps few cars are parked on the side of the street
	(3)	a sign or parking meter is at the end
(B)	(4)	could be no parking sign
(P)	(5)	could just be traffic moving along
	(6)	you know
(B)	(7)	oh the cars are moving along
	(8)	may be on the wrong side of the road
(P)	(9)	more than that
	(10)	they could be in England
	(11)	this could be England
(B)	(12)	o. k.
	(13)	so you have an English lass here
(P)	(14)	that would make the other person a lassie wouldn't it
(B)	(15)	looks about as much like a dog too
	(16)	she's coming back from work out in the gym
	(17)	perhaps
(P)	(18)	weight lifting
(B)	(19)	or coming back from the hairdresser's carrying an object in her hand
	(20)	in both hands in fact

13 Chafe 1980:11f. "consciousness ... the mechanism by which the self makes use of information ... consciousness ... presumably follows paths which are determined by associations between one focus and the next, and by schemas - already known paths which have been established for the same or similar areas of information in the thinker's past experience."

(P) (21) black jack

(B) (22) he looks pretty blue and demented

(P) (23) down very down

(24) upside maybe

Peter und Burt geben dem Hörer keine Information über den Sachverhalt der Bildergeschichte, sie ignorieren die übergeordnete Ordnungsstruktur.[14]
Sie aktivieren nicht Textwissen, sondern stellen den Prozeß ihrer Sinnfindung dar. Eine Substitutionskette von Bedeutungsverweisen kann rekonstruiert werden:

(2) cars
↓
(3) sign ⟹ no parking sign
↓
(5) cars moving ⟹ moving on the wrong side (7)
↓
England ⟹ lass ⟹ lassie ⟹ dog
(10) (13) (14) (15)

⟶ syntagmatische Operation

⟹ paradigmatische Operation

Abb. 9 Substitutionskette von Bedeutungsverweisen bei einer nicht-funktionalen Erzählung (Textvorkommen (39) Peter und (40) Burt).

Damit ist bei den Kanadiern der "effort after meaning" auf lokale Hypothesenbildungen beschränkt: Sie reihen konzeptuelle Teile und ignorieren die Erwartungshaltung des Hörers in Bezug auf ein zu erstellendes Textganzes.[15] Sie projizieren die syntagmatische Achse (der übergeordneten Ordnungsstruktur Erzählung) auf die paradigmatische Achse (Sinnhypothesenbildung).[16] Dieses Vorgehen beschreibt Gülich dadurch, daß die Darstellungsform über den Sachverhalt dominiert. Eine solche Erzählung ist dann nicht-funktional.[17]

---

14 Hier soll nicht thematisiert werden, inwieweit die geänderte Kommunikationsrichtung (Dialog) hier mit hineinspielt, da dies für die Argumentation unerheblich ist. Die Transkodierung wird ja als über ein Kommunikationsmodell nicht spezifizierbare Kommunikationsart eingestuft, nicht als Texttyp, s. 4.3.1.

15 s. hierzu das Zitat von Raible, S. 20.

16 Ohne daß hier ein poetisches Vorgehen im Sinne Jakobsons unterstellt werden soll, s. aber Lakoff/Johnson 1980:3ff. "Our concepts structure what we perceive, how we get around in the world, and how we relate to other people ... (We) ... suggest ... that our conceptual system is largely metaphorical ... The essence of metaphor is understanding and experiencing one kind of thing in terms of another."

17 Gülich 1980:356 "nicht-funktional, das bedeutet: handlungsschematisch und/oder inhaltlich nicht funktional (es bedeutet also nicht: 'ohne Funktion')."

Erzählung ist jedoch keine normative Größe: Gülich/Raible kennzeichnen sie als Textsortenklasse (von uns auch Texttyp genannt), da textintern verschiedene Realisationen auftreten können.[18]

5.2.3. Textleistung im Komplex Bild - Sprache: Zwei Pole semantischer Problemlösung

Wir erhalten demnach bei Transkodierungen zu einer Invarianten narratio Textvorkommen mit zwei Polen: Zum einen scheint die Anlehnung an das internalisierte Kommunikationsmuster Erzählung dominant, dann transkodiert der Textersteller hauptsächlich solche Informationen, die er am Handlungstyp Erzählung in einer Art grobem Zuschnitt darstellt: Der tiefere Sinn der Erzählung, die Perspektive des Textteilnehmers bleibt für den Hörer im Dunkeln. Die Pointe wird verkannt, so daß der Textteilnehmer zwar nicht die Text - welt verläßt, aber aufgrund seines holistischen Zugriffs über die sequentielle Ordnungsstruktur die einzelnen Rahmen der Bildergeschichte nicht konzeptuell ausfüllt, sondern lediglich als mögliche sequentielle Leerstellen behandelt und darstellt. Der andere Pol ist der, daß das Orientierungsschema Erzählung verlassen wird: Aus einem dynamischen Textmuster in der Abwandlung von sequentiellen und konzeptuellen Ordnungsstrukturen wird ein statisches über konzeptuelle Orientierung laufendes Textmuster descriptio.
Wir können diese beiden empirischen Beispiele (an einem virtuellen Erzähltypus orientierte Transkodierung vs. nicht - funktionale Sinnfindung) auf einer Achse von prototypischer Textleistung als komplementäre Pole ansehen, die in der willkürlichen Dominanz eines dieser Pole nicht mit unserem Konzept vereinbar sind.

Textleistung in unserem Sinne muß dem Hörer linguistische Repräsentationssignale liefern, über die er Rekonstruktionsprozesse im Sinne einer konsensuellen Orientierungsmöglichkeit vollziehen kann.
Wir können also davon ausgehen, daß Textleistung keine Sache des "alles oder nichts" ist,[19] sondern ein Kontinuum zwischen den von uns aufgezeigten kom-

---

18 s. unter 4.3.2.
19 Halliday/Hasan 1976:296 "Textuality is not a matter of all or nothing ... textuality is a matter of more or less."

plementären Polen der (1) Dominanz auf sequentiell-funktionalen Informationsaktivierungen und (2) der Dominanz auf konzeptuell-systematischen Informationsaktivierungen. Dabei handelt es sich um zwei Formen der geistigen Tätigkeit, die zum einen in praesentia auf einer syntagmatischen Achse angelegt sind und zum anderen in absentia auf einer paradigmatischen Achse angelehnt sind.[20]

Für unser Textleistungskonzept wollen wir verlangen, daß diese beiden geistigen Tätigkeiten integrativ verlaufen.

Die prototypisch "ideale" Integration kann sich dabei, wie wir gesehen haben, im Regelfall des tatsächlichen Textverhaltens zu einer Asymmetrie entweder in Richtung s. o. (2), d. h. textlinguistisch gesehen Kohärenz verschieben (Kanadier) oder aber in Richtung (1), d. h. textlinguistisch gesehen Kohäsion verschieben (Rosinge). Wir können in einem Orientierungsmodell diese Verschiebemöglichkeiten darstellen:

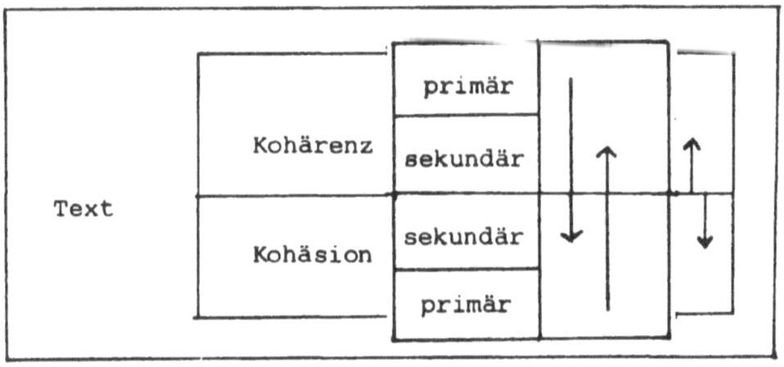

Abb. 10 Textzentrierte Prinzipien:
Verschiebemöglichkeiten beim Texterstellungsprozeß

Die jeweilige Dominanz eines dieser Aktivierungsprinzipien kann sowohl von sozialen, als auch von individuellen Variablen abhängen.

Versuchen wir einen kurzen Überblick über soziolinguistisch erstellte Erkenntnisse zu Erzählverhaltensstrategien.

20 Barthes 1979:49ff. s. dazu die im Umfeld der Computer-Linguistik Neumodellierung unter den Stichworten bottom-up vs. top-down Prozeduren, s. auch S. 53, Anm.2.

5.2.4. Sprachliche Problemlösung: Orale vs. literale Strategien bei (narrativen) Transkodierungen

Soziologische Arbeiten versuchen das Kontinuum von textuellem Problemlösungsverhalten auf der Achse orales vs. literales Textverhalten anzusiedeln, wobei die jeweilige Präsentationsdominanz mit sozialen Variablen korrelieren soll. So gelten im Gefolge von Labov schwarze Amerikaner als Repräsentanten von typisch oralem Erzählverhalten, das durch interne Evaluierungen gekennzeichnet ist,[21] vs. eher literalem Erzählverhalten, das in Industriestaaten durch sogenannte sprachlich autonome Darstellungen charakterisiert wird und typisch für die weiße Mittelschicht gilt:

> "Autonomous speech packs all the information into the strictly linguistic channel and places minimal reliance on the ability of the hearer to supply items of content necessary either to flesh out the body of the message or to place it in the correct interpretative context."[22]

Deborah Tannen differenziert dagegen mehr orale vs. mehr durch das Schriftsystem vorgegebene Verbalisations<u>strategien</u>, die kulturell determiniert zu sein scheinen und zudem mit der Achse <u>involviert sein</u> vs. <u>distanziert sein</u> beim Texterstellungsprozeß korrelieren.[23] Über Erzählstrategien von griechischen Sprechern und in Amerika lebenden Juden osteuropäischer Abstammung zeigt sie im Vergleich mit amerikanischen Sprechern, daß

> "Matters are more complex, than had been thought. It will not do to label some people as oral and others as literal ... The speakers whose strategies are somewhat more oral are nonetheless highly literate people."[24]

Tannen setzt dabei die Achse des <u>involviert sein</u> vs. <u>distanziert sein</u> beim Erstellen des Textes in Bezug zu einer Achse der <u>Fragmentierung</u> vs. <u>Integration</u> auf der sprachlichen Gestaltungsseite.[25] Daraus können wir schließen, daß bei einem hohen Grad von Engagement während des Textprozesses eine gewisse Reduktion der kohäsiven Textgestaltung eintreten kann, während eine gewisse Distanz sich auswirken kann in Richtung auf eine sprachlich autonomere Textgestaltung.[26]

---

21 Labov 1972:371 stellt für die amerikanische Mittelschicht als typisch <u>externe</u> Evaluierungen heraus, s. Literaturübersicht zu oralem Textverhalten bei schwarzen Amerikanern in Tannen 1982a:13.

22 Kay in Tannen 1982a:14.

23 Tannen 1982:1f.

24 Tannen 1982a:13f. und Tannen 1980.

25 Tannen 1982:17f. Siehe dazu auch Chafe 1982.

26 Im Sinne von Halliday/Hasan, s. S. 60, Anm.19.

Wir können dies auch anders ausdrücken: Textvorkommen, die fragmentarische Darstellungsformen annehmen, bleiben stärker situationsgebunden, während sprachlich integrative Darstellungsformen situationsentbunden sein können. Wir können im Kontext der durch mündliche vs. schriftliche Erzählstrategien vorgegebenen Variationsbreite eine Matrix entwickeln, die das fragmentarische im Sinne einer Einbettung in die übergeordnete Ordnungsstruktur miteinbezieht und das sprachlich integrative Darstellungsmoment auf die Kommunikationssituation bezieht:

Integration	Fragmentierung	
	Ist das Ganze mehr als die Summe seiner Teile?	
	nein	ja
Der Text ist situationsentbunden	situationsentbunden, aber additiv	optimales Extrem
situationsgebunden	negatives Extrem	situationsgebunden, aber hierarchisches Ganzes

Abb. 11 Matrix zu fragmentarischem vs. integrativem Textverhalten[27]

Wir können aufgrund dieser Matrix erwarten, daß bei einem Teil unserer Aphasiker trotz der fragmentarischen Textgestaltung ein hoher Grad an Involviertheit beim Texterstellungsprozeß vorhanden ist. Dafür sprechen die Ergebnisse von Gardner et al. (s. 2.2.2.) und die von uns unter 4.2.2. (sekundäre Texttechniken) dargestellten Beobachtungen. Wir nehmen demgemäß an, daß diese Aphasiker trotz ihrer Beeinträchtigung auf der syntaktisch-syntagmatischen Achse des Sprachsystems gesunden Sprechern in den Problemlösungsprozessen im Sinne unseres perzeptuell-konzeptuell erweiterten Textleistungskonzeptes näher stehen, als die von der sprachlichen Oberfläche her gesehen sprachlich-integrativ operierende andere Gruppe von Aphasikern.[28]

---

27 Die Matrix geht zurück auf eine Anregung von Herrn Raible (persönliche Kommunikation).

28 s. dazu auch Kean 1977:11 und Gleason/Goodglass et al. 1980:380f.

5.3. WAHRNEHMUNG UND INFORMATIONSAKTIVIERUNG IM KOMPLEX BILD - SPRACHE

5.3.1. Informationsverbreitung im Komplex Bild - Sprache: Semiotisches Modell

Im Komplex Bild - Sprache oder spezifischer in dem von uns im Kapitel 5.2. charakterisierten Transkodierungsprozeß, werden Konzepte von einem visuellen Medium in ein verbales Medium linearisiert im Sinne eines intermedialen Problemlösungsverhaltens : Auf die Bildergeschichte übertragen heißt das, daß dem visuellen Text Sinnhypothesen entnommen werden, die dann verbalisiert werden. Dabei könnten wir im Perzeptionsvorgang in den Einzelbildern beliebige Informationen aktivieren, wie dies einmal ein Beispiel aus der klinischen Empirie und einmal ein Beispiel aus dem Spracherwerb belegen:

Lorcan (37) (drei Jahre, drei Monate) zum ersten Bild der Geschichte "Der verlorene Sohn"

(1) ein Ball

(2) ein Stern

(3) Papier

(4) Fußball [1]

Winnie (13), eine Aphasikerin, zu den ersten beiden Bildern der Bretecher Geschichte "Sorry"

(1) man here

(2) man here

(3) car there

(4) man here

(5) another man there

(6) traffic lights

(7) car there

(8) car there

(9) car there

---

1 Gemeint sind zum einen der Umriß der eingeschlagenen Scheibe (2), zum anderen die Splitter (3).

Im allgemeinen verfahren wir bei der transkodalen Informationsverarbeitung nicht so willkürlich:

> "It is the ability to find the structure, the embedded relations constituting subordinate units or clusters, that make the difference. It is not just a stretching out but a making of one unit out of many smaller units."[2]

Rein technisch wird die Informationsentnahme aus dem visuellen Text durch die Sakkadenbewegungen der Augen ermöglicht. Da physiologisch gesehen visuelle Schärfe nur konzentriert in der Fovea der Retina möglich ist, müssen wir unsere Augen ständig hin- und herbewegen, um einen Gegenstand wahrzunehmen.[3] Entscheidend ist dabei, daß die (unbewußten) Sakkadenbewegungen zentral gelenkt werden: Das Gehirn - oder genauer: die spezifischen Hirnareale - steuern die Informationsauswahl.

Im Rahmen der perzeptuell-kognitiven Restriktionen, die den Transkodierungsprozeß bestimmen, müssen wir die syntagmatische Achse der Linearität als Achse der Sukzessivität spezifizieren: Bei Bildergeschichten werden die Einzelbilder von rechts nach links und von oben nach unten konventionell kombiniert. Die paradigmatische Achse der Selektion können wir als Achse der Simultaneität spezifizieren: Neben die sukzessiv angeordnete Information treten noch die von den Gestaltpsychologen thematisierten Figur-Grund Anordnungen von Information. Wir können nun von den von uns bereits vorgestellten Polextremen der Dominanz von syntagmatischer vs. paradigmatischer semantischer Information annehmen, daß zum einen vorwiegend Information auf der Achse der Sukzessivität - in praesentia - aktiviert wurde, während auf der Achse der Simultaneität Information aktiviert wird, wenn diese die wahrgenommene (perzeptuelle) syntagmatische Information kognitiv (konzeptuell) spezifizieren soll. Anders ausgedrückt scheint beim Transkodierungsprozeß <u>exemplum</u> <u>Erzählung</u> die syntagmatische Achse die paradigmatische Achse zu überlagern betreffs der Informationsverbreitung und die Informationsauswahl zu organisieren :

---

2 Gibson 1969:466. Palmer 1975 stellt neben eine strukturelle Information mit organisatorischer Funktion noch eine parametrische Information mit dimensionaler Funktion.

3 s. dazu etwa Gregory 1966:48.

> "The presentation provides the input, but the apperceiver must impose organization if the input is to be utilized as knowledge."[4]

In der Semantik werden die beiden grundsätzlichen sprachlichen Operationsprinzipien meist mit der Achse der Kontiguität und der der Similarität verbunden.[5] Kontiguität bezeichnet dabei die syntagmatische Variante der semantischen Affinität und Similarität die paradigmatische Variante. Wir können dies auch semiotisch betrachten: Denn, so zeigt uns Krafft,[6] der Texttyp Bildergeschichte konstitutiert sich aus zwei Zeichenklassen, den (1) Handlungszeichen und den (2) Raumzeichen. Die Handlungszeichen bilden dabei im wesentlichen die Handlungsträger der Erzähltheorie ab, die sich von den Raumzeichen formal u. a. dadurch abheben, daß sie eine geschlossene Kontur ("Umriß") haben. Diese Handlungszeichen stellen die Kontinuität der Geschichte her und den Bezug zu der übergeordneten Ordnungsstruktur Erzählung: In unseren Bildergeschichten sind sie dementsprechend in jedem Einzelbild realisiert. Die Handlungszeichen ermöglichen die semantische Kontiguität zu den sequentiellen Leerstellen der narratio und fungieren (auf der Ebene der jeweiligen Bildergeschichte) als Leerstellen für die konzeptuelle Ausfüllung. Die Raumzeichen dagegen sind offene Zeichen.[7] Sie sind begrenzt durch den Panelrand, der nicht die Grenze des Zeichens, sondern die Grenze der Darstellung markiert (und somit auch als Erzählsignal fungiert).[8] Die Raumzeichen stellen dem Leser den Schauplatz vor (und die - auch geistige oder seelische - Szenerie).

> "Der Zusammenhang der Raumzeichen entsteht dadurch, daß mit dem ersten Panel der Folge ein semantischer Rahmen gesetzt wird ... , in den sich alle zur Zuordnungsfolge gehörenden Raumzeichen bestätigend einordnen. Dies bedeutet, daß das Raumzeichen über sich hinausweist, daß es mehr bedeutet, als konkret dargestellt ist, es ist die semantische Entsprechung des formalen Merkmals der 'Offenheit'."[9]

---

4 de Beaugrande 1980:116. Zur Leibnizschen Differenzierung von Perzeption/Apperzeption (s. auch S. 71: seeing/noticing) s. den Abtastprozess S.79.

5 Jakobson 1956:72ff., Ullmann 1962:211f., Harweg 1968:183f.

6 Krafft 1978. Handlungszeichen etwa unter 1.2.2., Raumzeichen unter 1.3.

7 Krafft 1978:41 "Man könnte ... diese Elemente ... als Zeichen minderen Grades einstufen, die durch Kontur und gegebenenfalls durch innere Struktur eindeutig als Zeichen konstituiert wären und bei denen nur ... die zusätzliche Eigenschaft der Kombinierbarkeit nicht nachweisbar wäre ... Diese Anzeichen konstituieren zusammen ein einziges Zeichen ... das 'offenes Zeichen' genannt werden soll."

8 Hier kann man in der Verbalisierung jeweils einen neuen Teiltext erwarten. Zum Teiltext s. Gülich/Heger/Raible 1974:74. s. am deutlichsten unser Beispiel Textvorkommen (10), S. 82f.

9 Krafft 1978:59.

Diese offenen Zeichen sind in der übergeordneten Ordnungsstruktur Erzählung hierarchieniedriger als die Handlungszeichen: Im Normalfall[10] fungieren sie als Bestätigungszeichen für die Handlungszeichen.
Wir wollen dies illustrieren: Das Raumzeichen wird im Transkodierungsprozeß von unseren Textteilnehmern wie selbstverständlich dem Handlungsrahmen zugeordnet, womit vor allem sein Verweisungscharakter übernommen wird,[11] wie wir an folgenden Beispielen der Brétecher-Geschichte (Bild 1, 2) sehen (s. auch unten): Gaby (1) Wir sehen zwei gleichgültige Passantinnen (2) die ne Straße runtergehen oder : Tuk (1) these two people are walking down the road. Kelly subsumiert es sogar völlig unter das Prädikat: Kelly (4) she comes along. Hier verstärkt das Raumzeichen lediglich die Wahl eines verbum movendi.

Geraten dagegen die Raumzeichen in den Fokus Informationsaktivierungsverbreitung, so wird die übergeordnete Ordnungsstruktur verlassen: Aus der Erzählung wird eine Bildbeschreibung : Die paradigmatische Operation (und somit die Achse der Simultaneität) tritt in den Vordergrund (wie wir es bei den Kanadiern gesehen haben).[12] Daraus können wir schließen, daß Handlungs- bzw. Raumzeichen eigentlich "simpler units" für die Informationsaktivierungsprozesse sind.
Nur aufeinander abgebildet erlangen sie als syntagmatische Informationsaktivierungspotentiale den Status einer "superior unit" und übergeordneten Ordnungsstruktur.[13]

Sehen wir uns zu den Informationsaktivierungskonzepten im Komplex Bild - Sprache Textvorkommen an:

Tuk (38)

(1) these two people are walking down the road

(2) aren't they

---

10 s. hierzu allerdings die Kanadier, S. 58f. Hier wird die Norm durchbrochen. Das Raumzeichen wirkt als Kette von Setzungszeichen "Setzungen markieren den Beginn der einzelnen Abschnitte ... Setzungen haben ... einen besonderen Wert, etwa den eines Aufmerksamkeitssignals. Dieser Signalwert kann weder auf die Bedeutung der Zeichen zurückgeführt werden ... noch auf die Verwendung besonderer zeichnerischer Mittel. Er beruht allein auf der Stellung des Zeichens im Text: Setzung bedeutet immer Neuinformation und hat daher besonderes Gewicht", Krafft 1978:21.

11 s. Zitat letzte Seite, unten.

12 s. dazu Anm. 11.

13 Im Sinne Jakobsons 1956:74 "any linguistic unit [hier: Bild] serves as a context for simpler units [hier: Handlungszeichen bzw. Raumzeichen] ... hence any actual grouping of linguistic units binds them into a superior unit" [hier: Handlungszeichen + Raumzeichen].

(2) aren't they

(3) and they are complete strangers

(4) they're going down

(5) they keep moving down

Kelly (43)

(1) o. k.

(2) I see it as a man and a woman

(3) and basically the same thing

(4) she comes along

(5) she hits the guy

(6) o. k.

Gaby (30)

(1) wir sehen zwei ziemlich gleichgültige Passantinnen

(2) die 'ne Straße runtergehen

(3) wobei eine dann

(4) also die Größere Schmale

(5) ziemlich grob von 'ner kleinen dicken Untersetzten angerempelt wird

Jeder der von uns hier aufgeführten Textteilnehmer erstellt eine andere Abbreviatur zu der Leerstelle der Handlungsträger.[14] Tuk abstrahiert die Anzahl der Handlungsträger (1) these two people. Kelly dagegen spezifiziert die Handlungsträger: (1) I see it as a man and a woman. Gaby erstellt eine andere Hypothese: (1) zwei gleichgültige Passantinnen. Die Modelle unterscheiden sich qualitativ: Während Tuk nur ein abstraktes semantisches Netzwerk aktiviert,

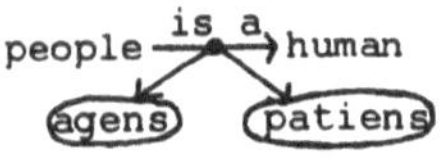

versucht Gaby eine Sinnhypothese, indem sie die Handlungsträger mit einem weiteren Merkmal versieht:

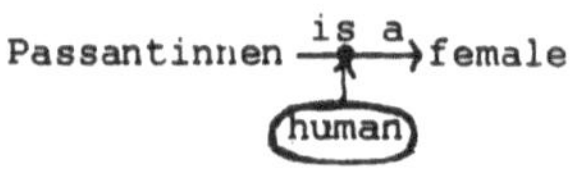

---

14 Zum Erstellen von Abbreviaturen s. Raible 1980:322 "Indem wir in unserer Sinneswahrnehmung und in dem, was wir sagen, beständig fortlassen, weglassen, verkürzen, indem wir unendlich viel n i c h t wahrnehmen oder n i c h t sagen, entsteht überhaupt erst Sinn für uns und andere."

Kelly wiederum erstellt ein dichteres Modell, indem sie die Markierung

[+ human] [15]

spezifiziert durch:

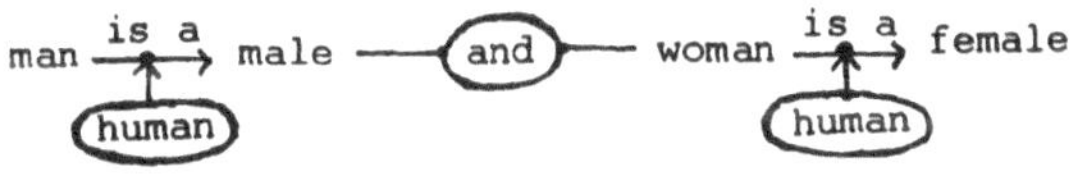

Bei diesen Transkodierungen fällt auf, daß wesentlich im Informationsaktivierungsprozeß ihr ganzheitlicher Zugriff zu sein scheint. Die Handlungszeichen werden abgerufen im Sinne einer Objektperzeption, die bestimmt ist durch die Suche nach Invarianten in den Abwandlungen.[16] Bei dem elementweisen Vergleich von Bild und zu versprachlichender Informationsaktivierung scheinen sie so etwas wie einen schnellen Vergleichsprozeß anzuwenden,[17] der auf der Basis bildlich-ganzheitlicher Repräsentationen beruht und damit strukturelle Informationsaktivierung mit organisatorischer Funktion auslöst.[18] Wir können diesen schnellen Vergleich bei Gabys, Tuks und Kellys Informationsaktivierung zu den Handlungsträgern der Brétecher-Geschichte annehmen.

5.3.2. Informationsaktivierungsstrategien: Vergleichsprozesse im Komplex Bild - Sprache

Sehen wir uns Kathys sprachliche Modellierung an:

Kathy (41)

(1) I see these two people as strangers
(2) and one is obviously a man
(3) and the other one
(4) is a woman
(5) the one with the pants on is obviously a man
(6) and
(7) he has a little tie on
(8) he has those saggy little breasts
(9) sorry
(10) that old men have

---

15 Netzwerkmodelle werden nicht thematisiert, s. Stachowiak 1979:7.1.
16 Gibson 1969:465, s. auch Bever 1970:286f.
17 Wir folgen hier Zimmer 1983:20ff., der Experimente von Hoffmann/Klix zum isolierten Bildvergleich darstellt.
18 s. hierzu Palmer 1975, 1978 (s. S. 65, Anm. 2).

(11) he just looks like a man to me

(12) the way he moves

(13) and

(14) what not

Kathys Transkodierung beruht auf einem langsamen Vergleichsprozeß, der auf einer begrifflich-konzeptuellen Ebene abläuft. Im Sinne einer parametrischen Informationsaktivierungsverbreitung verbalisiert sie ihren Konzeptualisierungsprozeß in (5) - (14) und spezifiziert damit über konzeptuelle Charakteristika ihren ganzheitlich-bildlichen Informationszugriff in (2) man. Damit bricht Kathy das Handlungszeichen als narrative Leerstelle auf und thematisiert einzelne konzeptuelle Füller im Sinne eines aufmerksam-selektiven Abtastens.

Ob im Komplex Bild - Sprache ein schneller oder langsamer Vergleichsprozeß die Verbalisierungen steuert, scheint dabei vom Aufmerksamkeitsfokus abzuhängen. Nur ein geringer Teil der dargebotenen Information wird "scharf eingestellt" und löst damit eine Informationsaktivierungsverbreitung aus:

> "At any moment an especially small amount of information is maximally activated while there is also a larger amount of other information of which a person is to some extent conscious, but which is not being 'focused' on."[19]

Das Prinzip der komplementären syntagmatischen vs. paradigmatischen Informationsaktivierung illustriert in der Dominanz von paradigmatischer Informationsverbreitung das Textvorkommen von Jay:

Jay (42)

(1) kiddies

(2) we've got it all wrong

(3) she's a handbag snatcher

(4) and we've missed it

(5) we've missed the whole thing

(6) now come on look

(7) just check these handbag situations

(8) this is her handbag

(9) this is this little old lady's smash handbag

(10) that she shops +++ in

---

19 Chafe 1980:12. Erinnert sei hier auch an Chafes Konzept des Foregrounding, s.4.1.1.

(11) now we got him coming along here

(12) she's got her dilly bag here

(13) now this one is carrying this one

(14) now look when she smacks

(15) notice where this handbag goes

(16) whoops / that's it / it goes across

(17) and this little old lady

(18) is really a dirty little handbag snatcher

Damit persifliert Jay bewußt den meist unbewußten Perzeptionsprozeß, den Bartlett umschreibt als "in visual perception we have to distinguish between seeing and noticing."[20]

5.3.3. Linguistische Repräsentation der Informationsaktivierungsprozesse: Evaluierungen

Die mit dem schnellen vs. langsamen Vergleichsprozeß einhergehenden semantischen Operationen der strukturell-organisatorischen vs. der konzeptuell-parametrischen Informations- und Transkodierungsaktivierungen müssen sich im Verbalisationsprozeß auch in linguistischen Repräsentationen für die jeweilige semantische Operation niederschlagen. Wir wollen diesbezüglich die Rolle der Gliederungssignale bei gesunden Sprechern beleuchten:
Sehen wir uns eine Transkodierung zu der Bildergeschichte "Vater und Sohn" an:

Gerd (31)

(1) sechs Bildchen

(2) auf 'em ersten flitzt der Kleine aus 'em Haus

(3) der Alte hinterher weil der Kleine offensichtlich mit dem Ball eine Fensterscheibe eingeschossen hat

(4) was den Herrn Vater wohl erzürnt

(5) jetzt sitzt der Herr Vater auf dem zweiten Bild auf der Bank und wundert sich

---

20 Bartlett 1932:191.

(6) daß es schon sieben Uhr ist

(7) und anscheinend ist der Sohn

(8) entgegen seinen üblichen Gepflogenheiten

(9) noch nicht zurück ist

(10) um fünf vor neun sieht man ihn ganz geschwinde durch die Wohnung traben

(11) auf dem vierten Bilde

(12) eigenartigerweise ist es überhaupt nicht dunkel oder es ist im Stadion hell beleuchtet

(13) sieht man ihn weinend schwitzend fluchend rufend durch die Bäume

(14) wahrscheinlich irgendwo übers's Land traben

(15) um nach seinem Sohn zu suchen

(16) jetzt kehrt er nach Hause zurück

(17) scheinbar ganz entmutigt

(18) da bekommt er durch das noch heile Fenster jetzt einen Ball an die Birne geschossen

(19) das heißt das Fenster ist auch kaputt

(20) aber auf dem nächsten Bild sieht man

(21) daß der Vater seinen Sohn in die Arme schließt

(22) und sich sehr freut

(23) und keineswegs erzürnt

(24) weil das zweite Fenster jetzt auch kaputt ist

(25) den Kleinen in die Arme nimmt und herzt

Gerd entwickelt mehrere Typen von Gliederungssignalen für verschiedene Informationsaktivierungsverbreitungen:

1. metakommunikative Signale,
   womit er sich auf die Transkodierung als Kommunikationsart beruft:
   (1) sechs Bildchen
   (2) auf 'em ersten ...
   (5) ... auf dem zweiten Bild ...
   (11) auf dem vierten Bilde
   (20) ... auf dem nächsten Bild ...

2. Erzählsignale,
   Aktivierung von einem übergeordneten Orientierungsschema
   (5) jetzt
   (16) jetzt
   (18) da ... jetzt

3. relativierende Signale,

Aktivierung eines evaluierenden Konzepts:

(7) anscheinend ...

(12) eigenartigerweise ...

(14) wahrscheinlich ...

(19) das heißt ...

(20) aber ...

Gerds Aufmerksamkeitsfokus während des Erzählprozesses scheint ständig zwischen schnellem Vergleichsprozeß (Informationsaktivierung zum Orientierungsschema = Aktivierung der Handlungszeichen) und langsamem Vergleichsprozeß (konzeptuelle Informationsaktivierungsverbreitung vorwiegend über das Raumzeichen) hin und her zu schwanken.[21] Gerd thematisiert - im Sinne einer kognitiven Orientierung für den Hörer - textuelle Unbestimmtheitsstellen, die den Erzählfluß arretieren und konzeptuell beleuchten. Dabei lenkt er zum Beispiel über das evaluierende Signal (12) eigenartigerweise den Aufmerksamkeitsfokus des Hörers auf eine Konfliktstelle in der Textwelt, die nur über einen langsamen Vergleichsprozeß interpretiert werden kann. Eine Möglichkeit der Interpretation wäre dabei die, diese Textstelle als nicht-funktional (s. S. 59, Anm. 7) herauszustellen und dem Transkodierungsersteller das Verkennen der übergeordneten Ordnungsstruktur vorzuwerfen.[22] Uns geht es aber um dem Transkodierungsprozeß zugrunde liegende semantische Operationen und deshalb erscheint uns eine über ein linguistisches Signal repräsentierte Evaluierung im Sinne des konzeptuellen Problemlösungsverhaltens gesunder Sprecher für ein semantisches Textleistungskonzept grundlegend. Erkennbar wird an linguistisch repräsentierten Evaluierungen, daß syntagmatische Problemlösungsprozesse durch paradigmatische Konzeptualisierungsprozesse spezifiziert werden:

> "Centers of interest may be kept in mind as wholes, while the focus of consciousness scans various pieces of information within them."[23]

---

21 s. dazu Chafe 1980:16 "Personal development and the development of socio-cultural systems both depend on the economy of attention. How much attention is paid, to what, and under what conditions, voluntarily or under constraint - determine the characteristics of persons and social systems " (Csikszentmihalyi zitierend).

22 Im Sinne eines Verlassens des narrativen Texttyps hin zu einem deskriptiven Texttyp, s. 5.2.2.

23 Chafe 1980:41 (may be von Vf. eingefügt).

6. PROZESSUALE SEMANTIK UND KLINISCHE EMPIRIE: DAS KOGNITIV-KONZEPTUELLE AUFBRECHEN DES TRANSKODIERUNGSPROZESSES

6.1. Experimentelle Fragestellung: Semantisches Problemlösen als speziell kognitive und sprachlich-konzeptuelle Intraaktionsleistung

Abstrahierend von unseren empirischen Beispielen können wir festhalten, daß im Transkodierungsprozeß eine Abbreviatur in zweifacher Hinsicht erstellt wird: Zum einen wird der Sachverhalt eingebettet in eine übergeordnete Ordnungsstruktur ('scheme') modelliert. Zum anderen wird der Bedeutungssuchprozeß des Transkodierungsteilnehmers modelliert: Das geschieht für den Hörer rekonstruierbar in evaluierenden Einschüben über linguistische Repräsentationssignale für eine syntagmatische Arretierung. Interne Evaluierungen sind für den Hörer nicht rekonstruierbar (wenn er der Kommunikationssituation nicht unmittelbar beiwohnt und paralinguistische Signale nicht berücksichtigen kann).

Wenn wir also danach fragen, ob Evaluierungen im Sinne einer paradigmatischen Arretierung des syntagmatischen Flusses (und damit im Komplex Bild - Sprache der Integration eines langsamen Vergleichsprozesses in den schnellen Vergleichsprozeß) im semantischen Problemlösungsverhalten pathologisch beeinträchtigt sind (und damit eine perzeptuell-kognitive Störung vorliegt[1]), müssen wir diesen semantischen Prozeß der syntagmatischen vs. paradigmatischen perzeptuellen Informationsaktivierung experimentell aufbrechen, da wir Gliederungssignale für Evaluierungen bei unseren aphasischen Textteilnehmern nur bedingt erwarten können[2], und wir aufgrund der expressiven Störung annehmen könnten, daß Aphasiker vermehrt interne Evaluierungen vornehmen.

Erinnern wir uns, so hatten wir bei einer Gruppe von Aphasikern festgestellt, was in der klinischen Literatur unter der Frage, ob Aphasie eine generelle oder spezifische kognitive Störung darstellt, ein klassisches Thema ist: Die Tendenz, immer dann, wenn eine syntagmatische Operation durch eine paradigmatische Operation spezifiziert werden mußte, in der Textwelt ambige Abbildungen zu finden. Es war unklar, ob hier eine kommunikativ-situative

---

1 s. unsere Fragestellung unter 2.2.2., 4.1.2.

2 s. unter 4.2.2. und Ulatowska et al. 1981:365. Wir können unter dem Aspekt des repräsentativen Charakters der Evaluierung für eine zugrunde liegende semantische Operation ihre These nicht teilen, daß Evaluierungen eine sekundäre Rolle im Erzählprozeß spielen, s. dazu auch Labov/Waletzky 1967:13, Labov 1972:366.

Mehrdeutigkeit vorlag oder ob die semantisch paradigmatische Operation nicht integriert werden konnte.[3]

In unserer Textstelle Einzelbild 2, 3 haben wir nun eine Stelle, wo eine syntagmatische Operation, die additive Verdichtung der Einzelhandlungsrahmen spezifiziert werden muß durch die paradigmatische Operation der Reorientierung (s. weiter unten) in Bezug auf den semantischen Status der Handlungsträger.

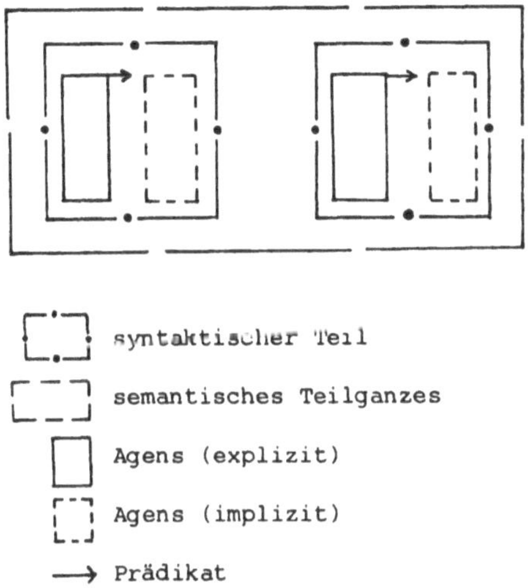

Abb.12 Abbildungsasymmetrie Einzelbilder zwei und drei der Bildergeschichte "Der verlorene Sohn".

Der Textteilnehmer muß hier die kognitive Leistung erbringen, daß ein Aktant als pars pro toto in der Textwelt fungiert. Bei einem schnellen Vergleichsprozeß kann sich hier eine Problemstelle im Transkodierungsprozeß einstellen:

Burt (20)

(1) on the first one

(2) when the father finds his small son has broken a window

(3) how much do you want = =

(4) the second one it doesn't really seem to be making much for go? for sense with the previous ones

(5) because there's just the father

---

3 Einmal am Beispiel der semantisch-syntaktischen Substitution gezeigt, (s. 4.1.2.), zum anderen am Beispiel von Gliederungssignalen (s. 4.2.2.).

Burt muß sich über interne Evaluierungen reorientieren (d. h. seine syntagmatische Reaktion des schnellen Vergleichs paradigmatisch substituieren).[4] Diese paradigmatische Reorientierungsphase wird bei ihm linguistisch von Perseverationen repräsentiert (6) - für Burt unüblich- , bevor er in Teilschritten zu einer Sinnhypothese in (10) findet:

(6) the [kʌ] [kʌ] [kʌ]

(7) the third whole the father is fed up with waiting for his son

(8) at nearly nine o'clock

(9) then at four

(10) the father is getting worried cause the father is fed // is [f] getting worried

Cooper/Zurif formulieren das so für ein bestimmtes Syndrom der posterioren Gruppe von Aphasikern (s. Tabelle S. 6):

> "Wernicke Aphasics seem to be restricted to the use of a minimum distance principle which relies on a sequential regularity ... They do not seem to take into account the overall length of their target utterance."[5]

6.1.1. Regression der kognitiven Reorientierung: Reaktives Verlassen der Textwelt

Wir könnten unter dem Aspekt von perzeptuellen Restriktionen demnach im Rahmen einer Informationsaktivierung im Komplex Bild - Sprache annehmen, daß Aphasiker dieser Gruppe das Raumzeichen nicht als Anzeichen für eine zu erstellende paradigmatische Problemlösungsoperation aktivieren, sondern nur als Bestätigungszeichen mit sequentieller Funktion in Bezug auf die übergeordnete Ordnungsstruktur. Dies kann zum Verlassen der Textwelt führen, wenn die Reorientierung von explizit vs. implizit in die Textwelt eingeführten Handlungsträgern nicht gelingt:

Mark (15)

(1) the son smashed the window

(2) and he's running out

---

4 Chafe 1980:44 "Thus although a speaker can often move from one center of interest to the next with less than a second of hesitating, in other cases the transition takes much longer ... the amount of difficulty in moving from one center of interest to the next increases with the amount of reorientation that is necessary ... In other words, it is hard for a thinker/speaker to find a new center of interest in a new area where a new orientation in terms of space, time, people and background activity is necessary."

5 Cooper/Zurif 1983:235f.

(3) and he runs after him

(4) he's not breathing in the morning

(5) he's thinking I better go down the park

Jürgen (7)

(1) also das Fenster wird hier eingeschmissen

(2) dann hört das der Vater

(3) er geht dann quasi raus auf den Hof

(4) und dann geht er weg // eh

(5) // das geht nicht / weg / //

(6) da müßte er denn den Weg nehmen

(7) zum Büro vielleicht

(8) und hier hat er den Weg vor dem Vater

(9) da da ist das Büro

(10) // das kann nicht sein

Mark und Jürgen entfernen sich konzeptuell aus dem ersten Einzelbild. Die Informationsaktivierung des Konflikts im ersten Einzelbild verkettet sich kontiguitiv (das Einzelbild 2 ignorierend) reaktiv zu Einzelbild 3 und 4, wobei in Einzelbild 4 das Raumzeichen mit dominant narrativer Funktion aktiviert wird und die konzeptuelle Leerstelle der Konstellation der Handlungsträger aus ihrem Aufmerksamkeitsfokus verschwunden zu sein scheint.

In Bezug auf die konzeptuelle Reorganisation zu den Handlungsträgern (pars pro toto), findet sich in Einzelbild 5 eine zweite Reorganisationssituation: Hier wird der zweite Handlungsträger Sohn implizit durch eine (wiederaufgenommene) Aktion in die Textwelt zurückgeholt. Entsprechend entsteht hier wieder eine Blockade für Textteilnehmer der einen Gruppe, die prinzipiell auszugehen scheinen von einem prototypischen Zugriff über einen schnellen Vergleichsprozeß. Sehen wir hierzu drei Beispiele, wo wiederum die Konstellation der Handlungsträger verkannt wird:

Hans (18)

(11) und nu ist noch später

(12) da läuft er raus

(13) und sucht seinen Sohn

(14) und nachdem er seinen Sohn sucht

(15) nicht wahr

(16) schmeißt er hier die zweite Scheibe ein [6]

Alf (9)

(5) father and son

(6) a ball is breaking the glass

(7) he's breaking the window pane

(8) the man and the boy are breaking the window

Jürgen (7)

(16) am Schluß ist das so

(17) daß er dasitzt

(18) da hat er 'ne Puppe //

(19) // das gibt gar keinen Sinn zusammen

Wir können festhalten, daß in den Einzelbildern 2 und 5 eine Reorientierung in Bezug auf die Konstellation der Handlungsträger stattfinden muß. Eine Gruppe von Aphasikern scheinen dabei eingeschränkt in semantisch-integrativen Abtastprozeduren, so daß sie sich konzeptuell aus Textteilen oder sogar aus dem Textganzen entfernen können. Dies scheint nicht mit einer generellen kognitiven Störung des Benennens in Isolation einherzugehen.[7] Vielmehr scheinen über eine sequentielle Informationsaktivierung hinausgehende, konzeptuell evaluierende Informationsaktivierungsprozeduren eingeschränkt. Im Rahmen der perzeptuellen Restriktionen können wir annehmen, daß Aphasiker einer Gruppe die Tendenz zeigen, lediglich einen schnellen Vergleichsprozeß bei der Informationsverbreitung einzusetzen.

---

6 An diesen Beispielen wollen wir noch einmal den Bogen zu den ersten Ergebnissen schlagen. Bei Hans wird wiederum nicht klar, ob er in (16) das semantische Foregrounding nicht beherrscht oder tatsächlich den Vater als Verursacher der zweiten complicatio ansieht (s. 4.1.2.).

7 Eine Studie zum isolierten Benennen im Rahmen einer Prototypensemantik s. Grossman 1978. Die von uns untersuchten aphasischen Textteilnehmer konnten alle die Raumzeichen in Isolation benennen (in der anschließenden Diskussion der Geschichte).

6.1.2. Konzeptuelle Abtastprozeduren und kommunikative Hilfsstrategien: Transaktional-additives Textverhalten

Nun wollten wir unser Textleistungskonzept erweitern um eine intraaktive Problemlösung. Darunter verstehen wir auch die Bereitstellung von linguistischen Repräsentationssignalen zur kognitiven Orientierung für den Hörer. Übertragen auf die Einzelbilder 2 und 3 der Bildergeschichte hieße das, daß wir unter Textleistung verstehen, wenn über die beiden Handlungsrahmen der Prozeß "in Sorge geraten" aktiviert wird und dem Hörer dies linguistisch signalisiert wird. Das heißt, hier wird nicht nur eine situativ variable perzeptuelle Restriktion berücksichtigt, sondern eine kognitiv-konzeptuelle Problemlösung muß sich linguistisch abbilden, um dem Hörer ein Signal dafür zu geben, daß die begriffliche Problemlösung beim Textteilnehmer stattgefunden hat. Während Kommunikationsartleistung je nach situativer Akzeptabilitätstoleranz situationsgebunden bleiben kann (linguistische und paralinguistische Präsentation der Transaktion), grenzen wir Textleistung über von ihrem Status her situationsentbundene linguistische Repräsentationssignaltechniken für semantisches Problemlösungsverhalten ein.[8]

Es gibt in der Bildergeschichte "Vater und Sohn" einen Prozeß in der Zeit, der, da er räumlich vermittelt werden muß, über zwei Einzelbilder dargestellt werden muß. Der semantische Prozeß innere Reaktion des Vaters muß syntaktisch über zwei Handlungsrahmen dargestellt werden. Semantisch gesehen ergeben die beiden Einzelbilder kontiguitiv verdichtet ein Teilganzes (den Prozeß in Sorge geraten), syntaktisch kontiguitiv verdichtet ergeben sich zwei Teile: die Rahmen ②[auf die Uhr schauen] und ③[auf und ab laufen].

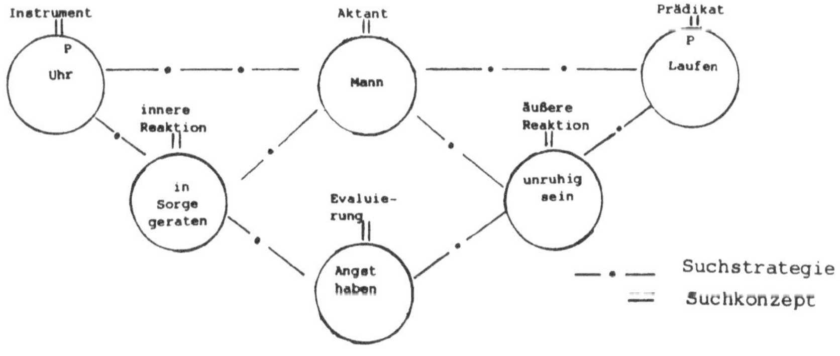

Abb. 13 Konzeptuelle Abtastprozeduren: Einzelbild 2 und 3 der Bildergeschichte "Vater und Sohn"

8 s. dazu die Matrix S. 63.

Ulle verbindet die semantische Operation der Kontiguität mit der der Similarität:

Ulle (33)

(3) der Junge lief davon

(4) um sieben war der Junge immer noch nicht zu Hause

(5) der Vater begann sich Sorgen zu machen

(6) fünf vor neun war er immer noch nicht da

(7) nun ging der Vater hinaus

(8) und begann seinen Sohn zu suchen

Ulle aktiviert das Raumzeichen ("Uhr") in (4) und (6) als Setzungszeichen mit narrativer Funktion. Diesen Prozeß evaluiert sie in (5) durch eine paradigmatische Substitution, d. h. das Raumzeichen fungiert als Anzeichen für eine Similaritätsoperation. Der Prozeß in Sorge geraten wird in einem langsamen Vergleichsprozeß über selektive Füller konzeptualisiert:
[/ + Vater / / - Sohn /] + [/  / /  /] = begriffliches Konzept in (5).

Ähnlich Beate, die zu einer ähnlichen situativ adäquaten Begriffsbildung kommt in (7) besorgt und (9) ängstlich :

Beate (35)

(5) der Bursche nimmt das ziemlich ernst

(6) und bleibt gleich mal weg

(7) worauf der Vater leicht besorgt wird

(8) vor seinem Sofa hin und her tigert als es immer später wird

(9) und dann ängstlich raus rennt

Ulles und Beates Vorgehen besteht darin, eine konzeptuelle Problemlösung anzusteuern, die über das Präsentierte hinausgeht, wobei sie einem unbewußten Prinzip der Relevanz folgen: Sie transkodieren nicht nur die beiden Einzelbilder sachlich kontiguitiv, sondern suchen auch den Teilganzes Kontext ab, um sie sprachlich kontiguitiv über eine paradigmatische Substitution (= Konzept zu den sachlichen Rahmen) zu evaluieren:

> "When in...inferential processing ... the systematic search of a narrow context for possible contextual implications fails to satisfy expectations of relevance, use is made of ... sampling a much larger context in search of conceptual connections on the basis of which relevance might be increased." [9]

---

9 Wilson/Sperber 1981:284.

Nach Lakoff/Johnson ist metaphorisches Denken wesentlich:[10] Eine Sache mit anderen Worten darstellen (d. h. eine intraaktive Problemlösung) heißt, dem anderen einen kognitiven Orientierungsrahmen geben (d. h. eine interaktive Problemlösungsmöglichkeit). So verfährt auch die Aphasikerin Lena, die den Prozeß substitutiv antithetisch über einzelne Zeit-Rahmen verfolgt, ehe sie ihn in (8) auf den Begriff bringt:

Lena (5)

(1) the boy ran out and he is not
(2) the ball is through the window
(3) seven o'clock came
(4) and his father looks at the time
(5) eight o'clock
(6) quarter to nine
(7) five to nine
(8) he is furious

Jenny verdichtet den Prozeß in Angst geraten noch weiter in (7), indem sie ein Raumzeichen als Anzeichen für ein verstärkendes konzeptuelles Charakteristikum innerhalb des Prozesses abtastet:[11]

Jenny (27)

(3) and the father looks at the clock and the time passes
(4) and he was very worried
(5) and he pasted? hasted
(6) walked up and down
(7) then he was shedding tears
(8) but that I don't know

Diese Hypothese signalisiert sie als solche in (8) kataphorisch.

---

10 1980:192, s. auch unser Zitat S. 59, Anm. 16.

11 Im Sinne von Chafe 1980:26 "The basic adaptive function of a focus of consciousness is to alert the organism to some piece of information that is potentially useful to it. It may well be that the amount of information which will serve the organism best is often of an amount that overflows the very limited capacity of one focus. In such a case it is necessary to allow several focuses to scan such information in order that all of it can be comprehended and acted on."

Innerhalb der Kommunikationssituation Transkodierung allerdings bleiben die meisten Textvorkommen situationsgebunden. Die Textteilnehmer aktivieren in einem perzeptuell-holistischen Zugriff nur Anzeichen mit narrativer Funktion und reihen die sequentiellen Ordnungsstrukturen (Bilder 2 und 3) additiv, ohne sie konzeptuell zu verdichten:

Manuela (32)

(6) jetzt ist die Scheibe kaputt
(7) und der Vater jagt ihn aus dem
(8) aus 'em Haus raus
(9) der schimpft
(10) und da sitzt der Vater da
(11) und wartet und es wird immer später
(12) und der Sohn ist nicht da
(13) die Uhr zeigt sieben
(14) und dann zeigt sie kurz vor neun
(15) und der Vater geht dann los
(16) um den Sohn zu suchen

Wenn die sprachliche Abbildungsleistung insgesamt eingeschränkt ist, so können wir auch in der klinischen Empirie die von gesunden Sprechern als kommunikative Hilfsstrategie eingesetzte Informationsaktivierung der einzelnen Handlungsrahmen erwarten:

Isabell (4)

(1) the man? no the man? the boy
(2) run away from the man
(3) the man looks at the time
(4) one hour later the man looks at the time
(5) the man looked for the boy

Diese syntaktische Hilfsstrategie verdeutlicht insbesondere das folgende Textvorkommen:

Richard (10)

(1) a little boy [wʌn] after the little boy
(2) it is broken window
(3) [nɛ ɸɪə ɪ] [12]

12 "next picture is" , wobei [ɸ] ein stimmloser bilabialer nasaler Verschluß ist.

(4) man sit down sitting look at time

(5) [nɛ ɸɩə ɩ]

(6) man running and shouting

(7) [nɛ ɸɩə ɩ]

(8) man running and shouting

(9) [nɛ ɸɩə ɩ]

(10) man wal[t]ing window broke // ball hit on face

(11) [nɛ ɸɩə ɩ]

(12) man cuddle boy

6.1.3. Linguistische Semantik und klinische Empirie: Kognitive Öffnung des Textleistungskonzeptes

Wir wollten unter der Fragestellung einer zweifachen Abbreviatur im Texterstellungsprozess : (1) angelehnt an ein interaktives Orientierungsschema und (2) Modellierung des individuellen Bedeutungssuchprozesses über die klinische Empirie im Sinne des pathologia illustrat physiologiam ein semantisches Textleistungskonzept verdeutlichen.

Wir haben dabei anhand interdisziplinärer Ansätze zu Informationsaktivierungsprozessen gezeigt, daß aphasisch desintegriertes Textverhalten die Einbeziehung perzeptuell-kognitiven Problemlösungsverhaltens in ein Textleistungsmodell verstärkt. Wir hatten über das Aufbrechen semantisch-kognitiver Prozesse (im letzten Kapitel) zwei Problemlösungsstrategien untersucht: Zum einen die (1) kognitive Reorganisation (in Anlehnung an das Orientierungsschema). Diese spezielle kognitive Leistung gelang einer Gruppe von Aphasikern nicht: Sie entfernten sich aus der Textwelt. Erinnern wir uns hier an das Problemlösungsverhalten der gesunden Sprecher im Hinblick auf eine Sinnhypothesenbildung zu den Handlungsträgern, so können wir die semantische (Re)Organisationsleistung auch mit der Bereitschaft des Textteilnehmers verbinden, einen langsamen Vergleichsprozeß (im Sinne der Befolgung eines Relevanzprinzips) durchzuführen. Diese Suche, so haben wir wiederum bei den Arbeiten zu Erzählstrategien gesehen, hängt mit der Involviertheit des Textteilnehmers beim Texterstellungsprozeß zusammen.

Die andere Problemlösungsstrategie war (2) die des perzeptuellen Abtastens eines Informationszentrums. Wir haben diese über einen langsamen Vergleichsprozeß laufende konzeptuell-sprachliche Problemlösung an dem Aktivierungskomplex semantischer Prozeß vs. semantische Teile gezeigt.

Im Kontext der Transkodierung einer Bildergeschichte konnten wir daran die kommunikative Hilfsstrategie der holistischen Informationsaktivierung der einzelnen (syntaktischen) Handlungsrahmen illustrieren.

Wir wollen diese Erkenntnisse festhalten in einer Abbildung zum semantischen Textleistungsprozeß:

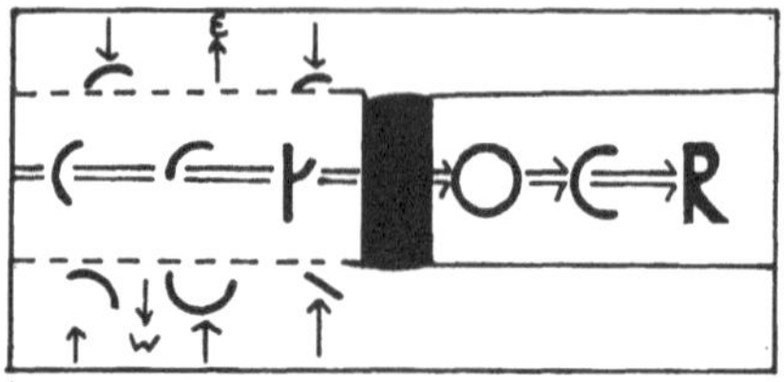

Syntagmatische Achse : Orientierungsschema (mit sequentiellen Füllern)

orientatio

complicatio — Abbildung der paradigmatischen und syntagmatischen Achse aufeinander

resolutio

Paradigmatische Achse : konzeptuelle Leerstellen (mit konzeptuellen Füllern)

narrative Problemlösung

narrative Textleistung

Problemlösungsprozeß

Abb. 14 Modell des Textleistungsprozesses (exemplum narrativer Texttyp)

Über die klinische Empirie wollten wir für ein integratives semantisches Textleistungskonzept plädieren, das pragmatisch-situatives Problemlösungsverhalten (syntagmatische Achse) einbettet in semantisch-perzeptuelles Problemlösungsverhalten (paradigmatische Achse). Eben diese Integrationsleistungen können aphasische Textteilnehmer in der Regel nicht abbilden: Zum einen, weil sie semantisches Problemlösungsverhalten nur sprachlich desintegrativ abbilden können (Jakobsons "contexture deficient", s. S. 5), zum anderen, weil die sprachliche Abbildung eine konzeptuell fragmentarische semantische Problemlösung überdecken kann (Jakobsons "merely reactive speech", s. S. 6)[13]. Diese beiden, an den Achsen des Sprachsystems festzumachenden, grundlegenden Aphasietypen können im Rahmen unserer Studie nicht über ein einfaches Klassifikationsschema zu einer anterioren bzw. posterioren Gruppe zusammengefaßt werden, wie die über die Nume-

13 s. dazu die Matrix S. 63.

rierung im fortlaufenden Text mögliche Zuordnung zu einem aphasischen Syndrom zeigt.[14]

Generell scheint es so, daß Aphasiker einer Gruppe semantisch-konzeptuelle Problemlösungsaktivierungen durchführen, auch wenn sie sie nicht adäquat sprachlich abbilden können, während eine andere Gruppe von Aphasikern eher pragmatisch-situative Problemlösungsaktivierungen einsetzen[15] (die wir bisher meist als syntagmatisch-reaktiv bezeichnet haben). Diese können sie bei Problemstellen aus der Textwelt führen,[16] wenn, wie von uns gezeigt, etwa die spezielle kognitive Leistung der Reorientierung (hier in Bezug zur Konstellation der Handlungsträger) nicht gelingt. Schwieriger zu kontrollieren war der semantisch-konzeptuelle Zugriff, weil hier syntaktische Hilfsstrategien eingesetzt werden konnten, die nicht nur die aphasischen Sprecher einsetzten, sondern auch die gesunden Sprecher.

---

14 Wir haben in unserer Testpersonenklassifizierung deshalb auch zwei weitere (in der Aachener Tabelle S. 6 nicht berücksichtigte) Aphasietypen aufgenommen im Sinne eines erweiterten anterioren vs. posterioren Syndromenkomplexes, der auch subkortikale Strukturen berücksichtigt, s. Penfield/Roberts 1959:205ff., Brown 1977, Wallesch et al. 1982. In unserem Korpus s. Textvorkommen (7) für ein subkortikal anteriores Syndrom mit ähnlichen Integrationsschwierigkeiten wie einige posteriore Aphasiker.

15 s. dazu auch Huber/Gleber 1982:17. In unserem Sinne wäre das pragmatisch einfach, s. S. 18, Anm. 3.

16 s. dazu auch die Hypothese von Milberg/Blumstein 1981:382 "It may be ... that ... complex decision and response components are significantly affected in Wernicke Aphasics."(s. dazu auch Abb. 17, S.100).

7. SCHLUSSBETRACHTUNG

7.1. Zusammenfassung der Arbeit

Wir haben unsere Untersuchung in den Komplex Bild - Sprache eingebettet. Wenn Sprecher die Transkodierung einer Bildergeschichte mit der Anweisung versehen "please make a meaningful story out of this" erstellen sollen, so ergeben sich eine Fülle von situativ akzeptablen Lösungen.
Dabei fließen in unser Textmodell im Komplex Bild—Sprache und Pathologie der Sprache folgende Dimensionen ein:[1] Kommunikationssituation (Textteilnehmer gleichzeitig Rezipient und Emittent); Dimension des Mediums (narratives Medium - einmal graphisch, einmal sprachlich kodiert); das "Verhältnis zur Wirklichkeit" (Kontrolle thematischer Entgleisungen durch die Bildvorlage) und die Dimension der sprachlichen Darstellungsform (Repräsentation der Aktivierungsverbreitung von semantischer Information).

Über den unbewußten Problemlösungsprozeß ("effort after meaning") aktiviert ein vorgegebenes Problem (Verbalisierung eines Bildtextes) bestimmte internalisierte Muster. Von einer spezifischen Situation abstrahierend, werden am System (hier: Kommunikationssystem) orientierte, stark konventionalisierte Ordnungsstrukturen aktiviert, die dann situativ durch konzeptuelle Ordnungsstrukturen ausstaffiert, im Sprachsystem abgebildet werden.

Über ein textlinguistisches Modell zur Differenzierung von Textvorkommen konnten wir klinische Ansätze zur Textleistung von Aphasikern spezifizieren als Ansätze zur Kommunikationsartleistung. Damit erweist sich das komplementäre Modell der Abgrenzung von Textsorte und Kommunikationsart als sinnvoll: Aphasiker erbringen keine Textleistung, da die sprachlichen Repräsentationen für die Abbildung der primären Textverkettungstechnik (syntaktische und semantische Substitution) und der sekundären Textverwebungstechnik (Grenzsignale) durch sprachliche Desintegration situationsgebunden (im Sinne der Matrix zu Abbildungsleistungen von Textverhalten[2]) bleiben.
In einem zweiten empirischen Komplex zur kognitiv-konzeptuellen Problemlösung

---

1 s. hierzu Raible 1980:342ff.
2 s. S. 63.

haben wir das klassifikatorisches Textleistungskonzept prozessual erweitert, indem wir einen intern zu leistenden semantischen Problemlösungsprozeß experimentell aufgebrochen haben. Hierbei zeigte sich, daß bei Vorliegen einer aphasischen Störung kognitiv-perzeptuelle Abtastprozeduren bei einer Gruppe von Aphasikern eingeschränkt sind.

7.2. Pathologia illustrat physiologiam: Textleistungskonzepte und Fremdsprachenlinguistik

Wir wollen über die klinische Empirie für ein semantisches Textleistungskonzept plädieren, das unter Hinzunahme von perzeptuell-kognitivem Problemlösungsverhalten die bisher in der klinischen und pädagogischen Realität vorherrschenden Textmodelle mit auf der syntagmatischen Achse zu erbringenden sprachsystematischen Abbildungsleistungen erweitert. Diese syntagmatischen Abbildungsleistungen, so haben wir über aphasisch desintegriertes Textverhalten gezeigt, bilden ein Kontinuum von situationsgebundenen kommunikativen Hilfsstrategien, das gesunde Sprecher und aphasische Sprecher graduell variierend aktivieren können.

Als entscheidend für ein Textleistungskonzept würden wir dagegen das Beherrschen konzeptueller Abtastprozeduren ansehen, die bei aphasischen Textteilnehmern eingeschränkt sind: Aphasische Textteilnehmer können uns in der Regel nicht ihren kognitiven Orientierungsrahmen signalisieren.
Im Rahmen einer klinischen Linguistik und Fremdsprachenphilologie sollten deshalb neben der aktiven Bereitstellung (d. h. dem Einüben von) konventionellen Orientierungsschemas (Texttypen) auch Anreize (d. h. Übungsziele) zu einem semantisch-konzeptuellen sprachlichen Problemlösen gegeben werden:

> "Meaning ... is given in terms of a conceptual structure ... The conceptual structure is grounded in physical and cultural experience ... Meaning, therefore, is never disembodied or objective and is always grounded in the acquisition of a conceptual system. Moreover, truth is always given relative to a conceptual system and the metaphors that structure it. Truth is therefore not absolute or objective but is based on understanding. Thus sentences do not have inherent, objectively given meanings and communication cannot be merely the transmission of such meanings."[3]

Eine Sprache beherrschen, so wollten wir über die klinische Empirie zeigen, heißt nicht nur ein "Hindurchgehen durch kommunikative Einzelakte", sondern auch ein "sich Aufhalten in der Materialität"[4] der Sprache im Sinne des in der sprachlichen Ausbildung bzw. Rehabilitation bislang zu wenig beachteten effort after meaning.

---

3 Lakoff/Johnson 1980:196f.
4 Waldenfels 1980:163.

8. ANHANG: TESTPROZEDUR

8.1. Material und Methode

Wir wollen unseren experimentellen Ansatz in den Komplex Bild - Sprache einbetten. Bilder haben in der klinischen Diagnostik und Therapie einen Stammplatz. Die visuelle Vorlage ermöglicht es, thematische Entgleisungen zu kontrollieren. Da beim Texterstellungsprozeß keine Anlehnung an sprachliche Vorgaben möglich ist (episodisches Gedächtnis), kann der Fokus auf dem semantischen Problemlösungsprozeß liegen (der Textteilnehmer ist Rezipient und Emittent in einer Person, s. S. 55).

Die Bildergeschichte erfüllt alle Kriterien, die eine wichtige klinische Studie in diesem Zusammenhang erarbeitete:[1]

1. Die schwarz-weiß gezeichnete Darstellung enthält keine sprachlichen Elemente, weder "Sprechblasen" noch Begleittexte.
2. Inhaltlich zeigt die Bildergeschichte eine sinnvolle und leicht verständliche Szene aus dem Alltag mit zwei Handlungsträgern.
3. Die Erzählstruktur der Geschichte besteht aus zwei Teilen: Während die ersten vier Segmente pragmatisch plausible Abfolgen von Handlungsschritten darstellen, geben die beiden letzten Bilder dem Ablauf eine überraschende Wende, die Pointe.[2]
4. Die Geschichte weist einen hohen Grad an Kohärenz auf.

Die Bildergeschichte entstammt dem Korpus der Plauen-Geschichten zu "Vater und Sohn", die sowohl in der Pädagogik, als auch in der Sprachtherapie weit verbreitet sind. Die narrative Struktur der von uns ausgewählten Bildergeschichte "Der verlorene Sohn" kann wie folgt beschrieben werden:

1. Konstellation der Handlungsträger
2. Veränderung in der Konstellation der Handlungsträger:
   1. Konflikt
3. innere Reaktion
4. äußere Reaktion
5. Veränderung in der Konstellation der Handlungsträger :
   2. Konflikt
6. Peripetie: Lösung

---

1 Gleber 1980:21

2 Wobei die Erzählstruktur in unserer Bildergeschichte dreiteilig ist, s. Diagramm S. 36.

Die Bildergeschichte "Der verlorene Sohn"

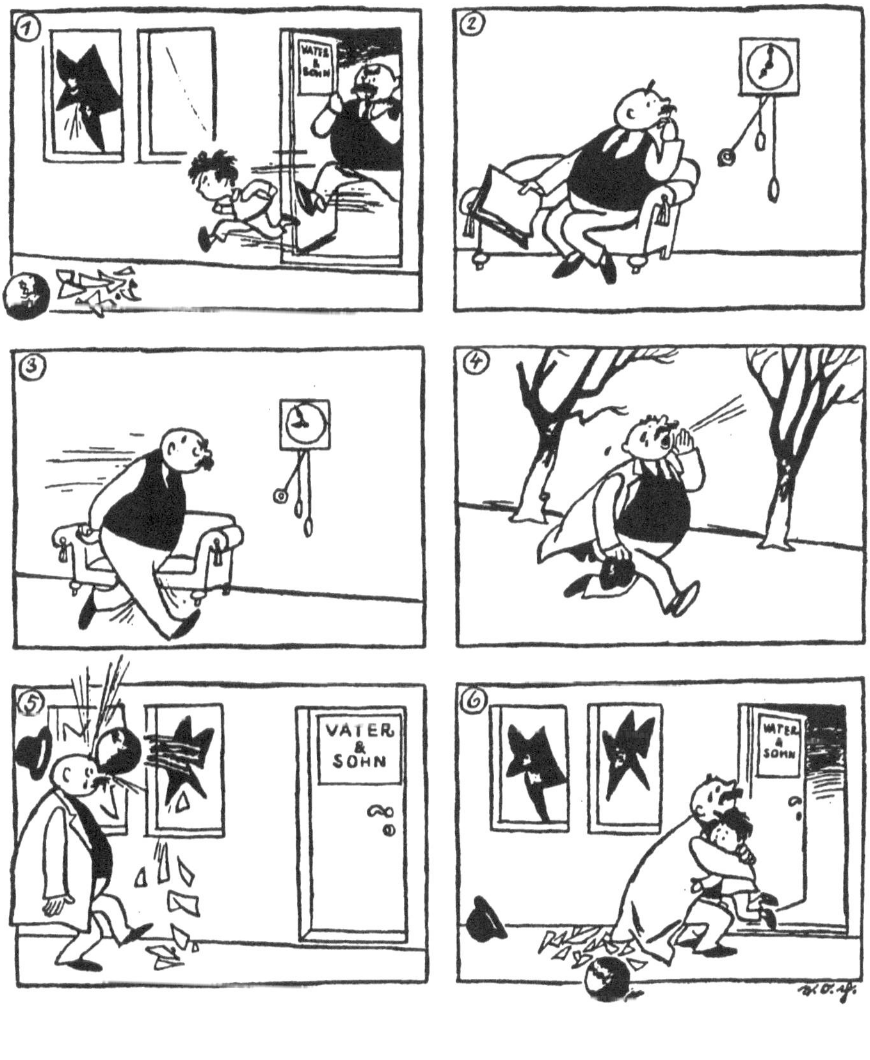

Die Transkodate wurden literalisiert. Den vom Versuchsleiter (Vf.) nicht im Rahmen der Einzelsprache zu dekodierenden Lautsequenzen wurde die phonetische Umschrift der Internationalen Gesellschaft für Phonetik (IPA) zugrunde gelegt.

Zeichenerklärung für die Literalisierung der Transkodierungen	
= =	Intervention des Versuchsleiters (Vf.)
+++	unverständlich
//	Pause (deutliche Hesitation)
-	Hesitation
.	(dialektale)Variante
?	nachgestellt: Korrektur wird angezeigt (paralinguistisch oder prosodisch)

Neben der Bildergeschichte "Der verlorene Sohn" haben wir bei einer Gruppe von gesunden Sprechern auch einen Intellektuellencomic von Clair Brétecher eingesetzt (s. Abb. nächste Seite).
Für diese Bildergeschichte können die Kriterien von Gleber nicht herangezogen werden. Hier müssen konzeptuelle Problemlösungsstrategien aktiviert werden, die über eine perzeptuelle Informationsaktivierung hinausgehen. Die narrative Struktur kann dabei wie folgt dargestellt werden:[3]

1. Konstellation der Handlungsträger
2. Veränderung der Konstellation der Handlungsträger
3. innere Reaktion
4. äußere Reaktion

---

3 An dieser Stelle könnte auch die Diskussion für oder wider die Erzähl-Grammatiken thematisiert werden. Wir verweisen auf die Übersicht in Garnham 1983, s. auch Fillmore 1982.

Die Bildergeschichte "<u>Sorry</u>"

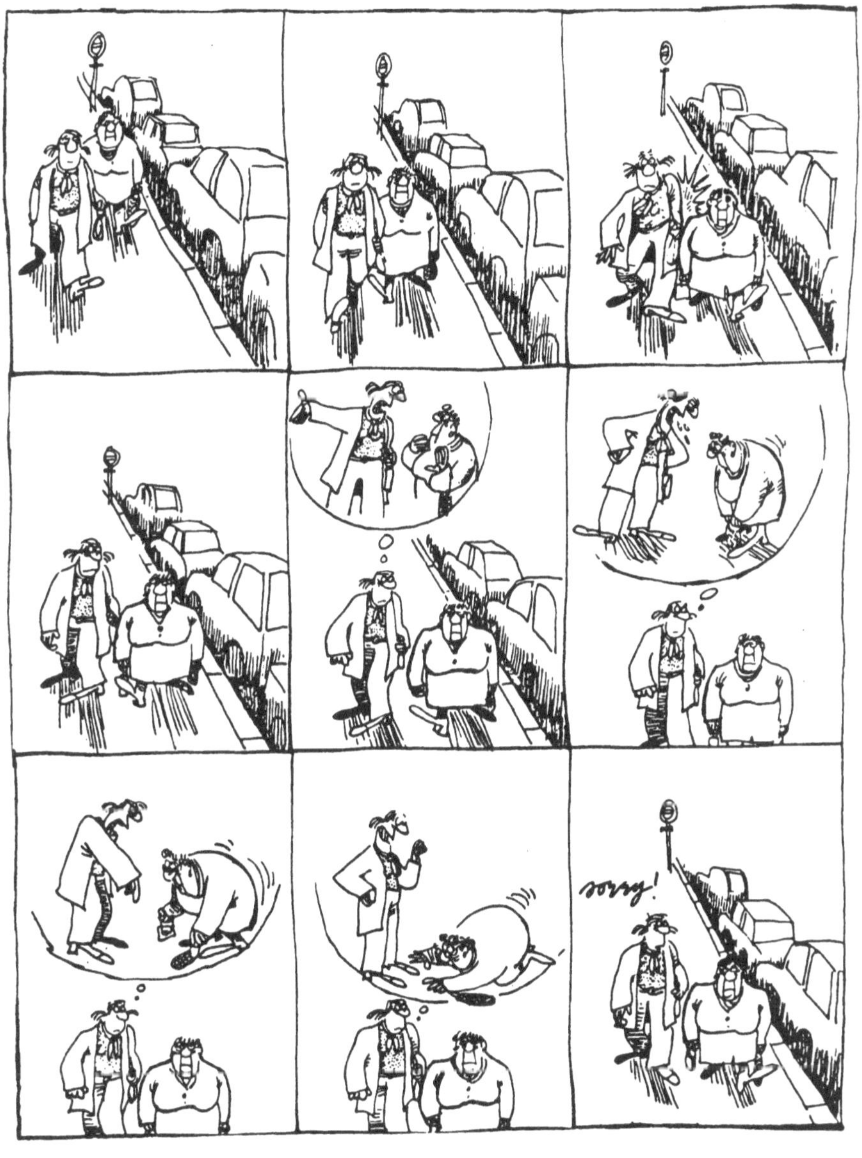

An dieser Bildergeschichte soll unser in der Reaktion auf syntaktisch bzw. pragmatisch reduzierte Textkonzepte motiviertes semantisches Textleistungskonzept empirisch illustriert werden. Die Bildergeschichte wird nur gesunden Sprechern vorgelegt [mit Ausnahme von Textteilnehmer (13)].

8.2. Empirische Einschränkungen im Komplex Bild - Sprache

Testpersonen

Wir werden unsere empirische Untersuchung im klinischen Bereich auf Probanden mit einer Läsion in der sprachdominanten Hemisphäre eingrenzen und verzichten auf eine rechtshemisphärische Kontrollgruppe. Es ist derzeit noch nicht hinreichend abgeklärt, welche Rolle die subdominante Hemisphäre bei der Verarbeitung holistischer visueller Stimuli spielt. Gleber stellt dar, daß seine Kontrollgruppe von rechtshemisphärisch Geschädigten speziellen visuo-kognitiven Störungen unterliegt, besonders bei retrorolandischen Läsionen. Daraus folgert er, daß für korrektes Verarbeiten von Bildergeschichten die rückwärtigen Anteile beider Hemisphären intakt sein müssen.[4] Auch Gardner sieht Anhaltspunkte dafür, daß Patienten mit einem Rechtshirnschaden konzeptuelle Schwierigkeiten haben:

> "It should be noted that right hemisphere patients exhibit special difficulty in focussing on relevant details in visual complex arrays; this difficulty, which seems to involve conceptual rather than perceptual problems ... may explain the particular difficulty posed by uncaptioned cartoons."[5]

Der Schluß, den Gardner daraus zieht, bewog uns, von der sonst in der klinischen Testrealität üblichen Kontrollgruppe von Rechtshirngeschädigten Abstand zu nehmen:

> "The left hemisphere patient tends to exhibit those preferences and reactions expected of a normal individual deprived of linguistic output ... the right hemisphere patient resembles a 'sophisticated language machine' responding appropriately to linguistic messages, but relatively insensitive to non-linguistic information."[6]

Da aufgrund unseres nicht sprachlichen Stimulus-Materials die "Sprachmaschine" nicht anspringen dürfte, wir aber hauptsächlich daran interessiert wären, verzichten wir auf diese Kontrollgruppe. Da wir aphasische Textleistung qualitativ beschreiben wollen, fürchten wir nicht, daß wir dadurch unsere Ergebnisse verzerren.

---

4 Gleber 1980:100. s. dazu auch Stachowiak 1977:177 und Huber/Gleber 1982:2f.
5 Gardner et al. 1975:409.
6 ebd. 409f.

Testmethodik

Wir sind skeptisch, ob es textlinguistisch sinnvoll ist, aphasisches Kommunikationsverhalten als Textverhalten anzusehen. Wir meinen, daß aphasisches Textfehlverhalten ein wichtiges Netz zwischen klassifikatorischer Textlinguistik (s. Kp.4) und empirischer Semantik (s. Kp.6) bilden kann, wenn pathologische Abbauprozesse die Realität solch komplementärer textlinguistischer Konzepte wie konzeptuelle und sequentielle Ordnungsstruktur aufzeigen können. Textleistung wäre die volitional-situative Abbildung der beiden Ordnungsstrukturen auf eine übergeordnete Ordnungsstruktur. Die von uns als Beispiel für Textleistung ausgewählte Kommunikationsart Transkodierung wird nicht als Reproduktionsaufgabe mit interaktiv-transaktionalem Problemlösen gestellt, sondern als Konstruktionsaufgabe mit intraaktiv-kognitivem Problemlösen. Entgegen dem derzeitigen usus gehen wir in unserer Studie nicht quantitativ vor, obwohl wir eine an der klinischen Realität orientierte Testserie erstellen.[7] Zum einen liegt das daran, daß wir unsere Analyse nicht von vorneherein auf diagnostische und therapeutische Belange ausrichten müssen, zum anderen haben wir dabei auch Bartlett im Ohr:

> "Statistical methods are, in a way, scientific makeshifts. They are devices for handling instances in which numerous conditions are simultaneously operating. They do not show how all these conditions are related, and by themselves they throw no light upon the nature of the conditions ... If statistical applications ... are to have any value whatsoever, they must be both preceded by and also supplemented by observation[8] and interpretation, and the more exact these can be made the better."

8.3. Testreihe

Die Testreihe orientiert sich an der klinisch-psychologischen Testrealität, ohne aber deren Methodik der standardisierten Testbatterien zu übernehmen. In einer halb-standardisierten Versuchsreihe wurden 31 Aphasiker an englischen und deutschen Kliniken ca. 45 Minuten lang getestet. Der Test wurde

---

7 Die klinischen Arbeiten sind statistisch-reduktionistisch ausgerichtet. s. eine fundamentale Kritik an der derzeit üblichen methodischen Unterordnung der klinischen Linguistik unter die klinische Psychologie in Dressler 1983.

8 Bartlett 1932 :7f.

(mit Ausnahme von drei Interviews) von Vf. vor Ort durchgeführt. Die Testreihe bestand aus drei Tests:

Vortest: Einstimmung

Bildbeschreibung zu einem Bild aus dem Binet-Bobertag Korpus.[9]

Haupttest

Transkodierung der Bildergeschichte "Der verlorene Sohn" (im englischen "The Prodigal Son" mit entsprechender Änderung der Türaufschrift in den Einzelbildern 1 und 5).
Die Anweisung der Transkodierung war standardisiert:
Please, make a meaningful story out of this
bzw.
Können Sie daraus bitte eine sinnvolle Erzählung machen
Die Transkodierungen wurden elektromagnetisch aufgenommen.

Die Einzelbilder der Geschichte wurden auf getrennten Karten in der richtigen Reihenfolge zusammen gereicht. Den Textteilnehmern wurde in einem einleitenden Gespräch erklärt, daß sie nicht unbedingt jedes Einzelbild thematisieren müssen, sondern nur das, was ihnen sinnvoll erscheint.
Die gesunden Sprecher erhielten die Bildergeschichte wie in der Abbildung auf S. 89 auf einem Einzelblatt vorgelegt.
Bei beiden Gruppen war der Titel ausgeblendet.
Die intertextuelle Komponente (Titel) wurde nur als letzte Hilfestellung eingeführt bzw. bei der nach der Aufzeichnung stattfindenden Diskussion der Geschichte thematisiert.
Der Versuchsleiter griff nur bei einer Blockade in den Texterstellungsprozeß ein, so daß die Kommunikationsrichtung vorwiegend die eines Monologs war (s. Zeichenerklärung für die Literarisierung).

Kontrolltest

Die als Erzählvorlage dienenden Bildtexte sind - rein neuro-physiologisch gesehen - besonders störanfällig. Da oft nicht zutraf, daß die Patienten ophtalmologisch abgeklärt sind, mußten wir, um durch eine Sehfeldstörung hervorgerufene unverständliche Transkodierung ausschließen zu können, versuchen, opti-

---

9 Kinsbourne/Warrington 1962:467.

sche Beeinträchtigungen bei unseren Aphasikern herauszufiltern. Es ging dabei nicht nur darum, homonyme Hemianopsien ,[10] sondern auch Raum- und Koordinationsstörungen[11] auszusondern.

Wir entschlossen uns, einen Kontrolltest einzusetzen, der perzeptuelles Leistungsvermögen abprüft. Wir setzten zu diesem Zweck den in der künstlichen Intelligenz entwickelten Geometrie-Analogie-Test ein (GAT).[12] Es handelt sich um einen rein formalen Bildtext mit nur einer möglichen Lösung. Diese wird averbal erbracht und kann nicht über mögliche Redundanz oder Weltwissen erreicht werden, sondern nur über textzentrierte Leistung. Hier wird eine Textleistung verlangt, die auf visuellem "pattern recognition" basiert: Der Textprozeß kann nicht weitergeführt werden, sobald ein visuelles Reizmuster (also ein Teil) nicht diskriminiert und in das Textganze integriert werden kann.[13]
Die Testanweisung ist standardisiert:

Task Figure A is to Figure B as Figure C is to which of the following figures?
Select the resulting figure from figures 1 - 5.

---

10 Gesichtsfeldausfall durch Läsion des Tractus opticus:

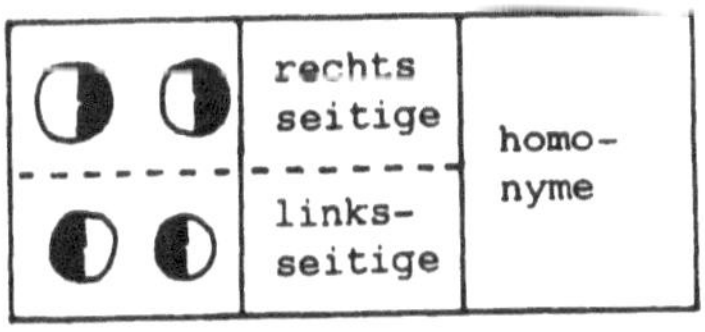

Abb. 15 Darstellung des Gesichtsfeldausfalles nach homonymer Hemianopsie (nach Leischner 1979:17).

11 s. hierzu Cl. Faust 1957:393. Er arbeitet auf der Grundlage der Gestalt-Theorie zwei primäre Agnosien heraus, die Agnosien für Physiognomien und partielle Objektagnosie und die Raumagnosie "Während beim Erkennungsakt des Gesunden Integrations- und Differenzierungsvorgänge ineinandergreifen, ... sind Agnostische mehr oder weniger stark auf das Beschreiben eines Weges angewiesen." (ebd.) . s. auch K. Gloning, Die zerebral bedingten Störungen des räumlichen Sehens, Wien 1965.

12 Roger Evans, A Program for the Solution of Geometric-Analogy Intelligence Test Questions, in: M. Minsky (Hg.) 1968.

13 Soweit wir wissen, wird der GAT klinisch (in der Aphasiologie) nicht eingesetzt.

Beispiele aus dem GAT:

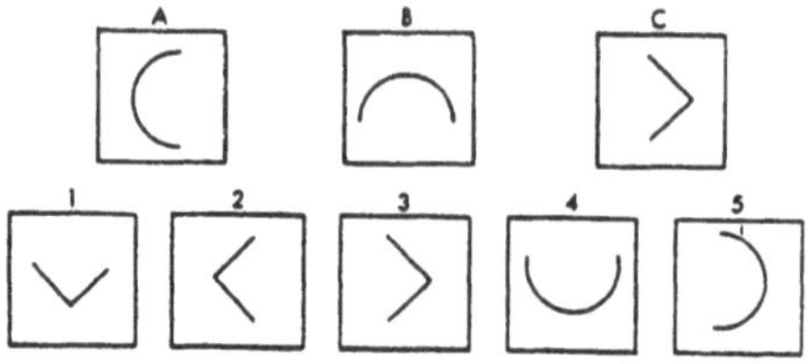

Answer selected: Figure 1

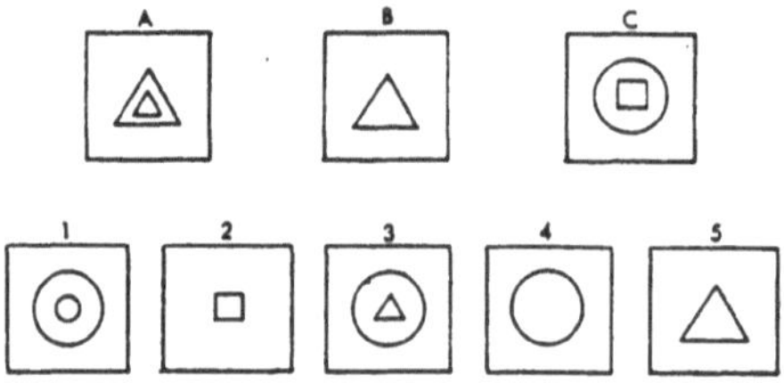

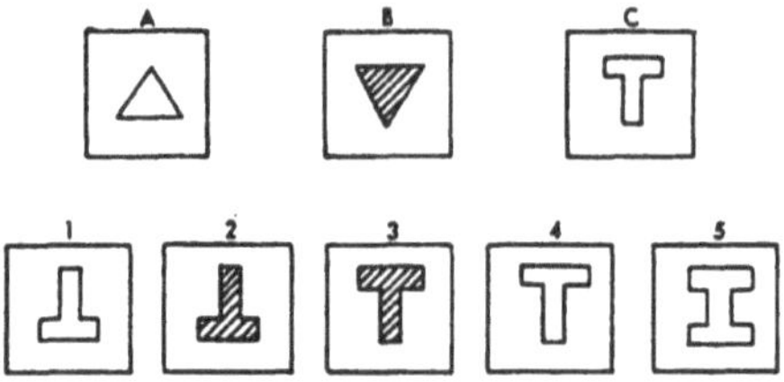

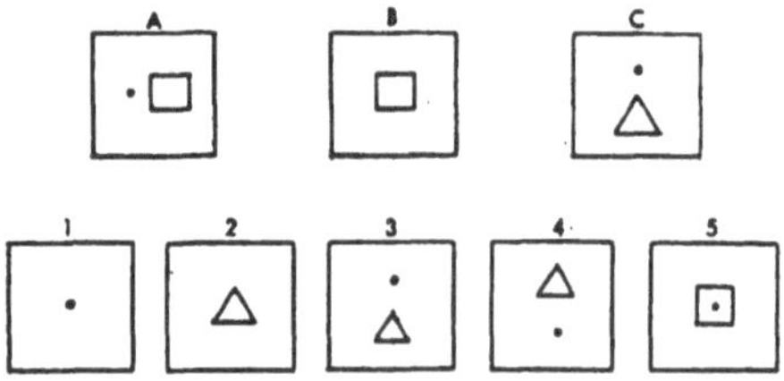

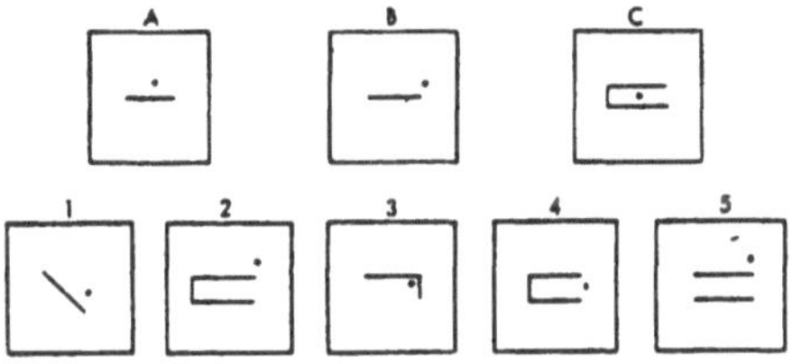

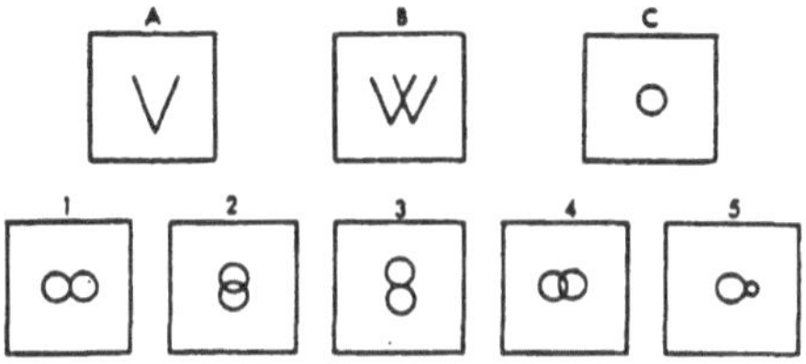

Die einzelnen Aufgaben wurden nacheinander auf Karten gereicht. Das Testprinzip wurde vorher geübt (s. hier das erste Beispiel mit Lösung). Insgesamt wurden danach 10 Versuche pro Patient durchgeführt. Auf die Möglichkeit, den GAT gezielt zum Prüfen perzeptueller Leistungen einzusetzen, kann hier nicht eingegangen werden.

8.4. Testpopulation

Aphasische Sprecher

Alle Textteilnehmer aus der klinischen Empirie waren Rechtshänder und in stationärer oder ambulanter Behandlung bei den Institutionen, wo auch vor Ort die Transkodierungen durchgeführt wurden:
Addenbrooke's Hospital, Cambridge; Chesterton Hospital, Cambridge, National Hospital for Nervous Diseases, Queen Square and East Finchley Branch, London; School for the Study of Disorders of Communication, London; Neurologisches Klinikum, Elzach; Klinikum Freiburg.
Aphasische Textteilnehmer wurden dabei vorwiegend über klinische Symptome (Hemiplegie), Computer-Tomogramme, EEG und Ergebnisse der neuropsychologischen Testbatterien (Bostoner Aphasietest, Minnesota Differential Test, Aachener Aphasietest) im Rahmen klinischer Befunde zu den in der Tabelle aufgeführten Syndromen zugeordnet. Etwaige Evaluierungen dazu in der Testsituation sollen hier nicht thematisiert werden. Die in der Tabelle S. 6 vorgestellten Syn-

drome werden hier über zwei weitere Aphasietypen ergänzt.[14] Wir kennzeichnen die durch Vorinformation und durch unseren Kontrolltest im Zusammenhang mit dem Haupttest problematischen Aphasiker mit einem Gesichtsfeldausfall (homonyme Hemianopsie), Abb. 16.
In einer weiteren Tabelle wird eine Übersicht gegeben zu einem möglichen Zusammenhang zwischen dem Nichtleisten des Haupttestes, des Kontrolltestes und einem Gesichtsfeldausfall (Abb. 17).

Gesunde Sprecher

Die gesunden Sprecher entstammen einer deutschsprachigen Gruppe von Studenten am Englischen Seminar der Universität Freiburg (Bildergeschichte "Der verlorene Sohn" und Bildergeschichte "Sorry") und einer Gruppe von englischsprachigen Berufstätigen, denen wir die Bildergeschichte von Brétecher vorlegten.
Dazu kommen zwei empirische Beispiele aus dem Spracherwerb (zu der Bildergeschichte "Der verlorene Sohn").

Testteilnehmer

Wir führten Vortests an einer 6. Hauptschulklasse in Krefeld-Oppum und an Patienten psychiatrischer Krankenhäuser in Krefeld mit wechselndem Bildmaterial durch. Die Vortests entschieden die Auswahl des in der Testreihe vorgestellten Materials. Textvorkommen aus den Vortests werden hier nicht berücksichtigt.
Wir legten unsere Testreihe 31 Aphasikern vor. Davon war ein Aphasiker nicht in der Lage, den Test durchzustehen. Ein zweiter als aphasisch vorgestellter rechtshändiger Textteilnehmer schied durch die rechtshemisphärische Lokalisation seiner Störung aus.
Insgesamt berücksichtigen wir 29 aphasische Textteilnehmer und 14 gesunde Textteilnehmer.
Die im fortlaufenden Text zitierten Textvorkommen werden in einer Tabelle aufgeführt (Abb. 18).

---

14 s. etwa Poeck 1982:Sonderformen 101ff. Goodglass/Kaplan 1972:68ff., 73f.

Gruppe	Läsion	Testpersonen	n	d	e	w	m	DA	I	N	T	Numerierung
AS n=29	al	Broca Aphasie	6		6	5	1	50.1	5			(1) - (6)
	al	transkortikal-motorische Aphasie	3	2	1		3	67.0	3			(7) - (9)
	al	Entwicklungsaphasie	1		1		1	35.0				(10)
		Leitungsaphasie	2		2	2		75.5	2			(11) - (12)
		"Mischformen"	4		4	2	2	57.0	2		2	(13) - (16)
	pl	Wernicke Aphasie	8	4	4	2	6	53.7	5	3		(17) - (24)
	pl	Amnestische Aphasiker	5		5	2	3	60.1	4	1		(25) - (29)
		Hemianopsie	4		4	2	2					(11),(12),(20),(25)
GS n=14		Studenten	6	6		4	2	24.0				(30) - (35)
		Spracherwerb	2	1	1		2	6.1				(36) - (37)
		Berufstätige	6		6	4	2	32.7				(38) - (43)

n Anzahl der Gruppenmitglieder
d Muttersprache deutsch
e Muttersprache englisch
w weiblichen Geschlechts
m männlichen Geschlechts
DA Durchschnittsalter der Gruppenmitglieder
I Insult als Ursache für die Aphasie
N Neoplasmus als Ursache für die Aphasie
T Trauma als Ursache für die Aphasie

GS Gruppe der gesunden Sprecher
AS Gruppe der aphasischen Sprecher

pl posteriore Läsion
al anteriore Läsion

Abb. 16 Tabellarische Übersicht der die Transkodierungen leistenden aphasischen und gesunden Sprecher

	n	GAT[1]	Testperson	Hemianopsie[2]
▲	n=3	3 2 5	(9) (6) (29)	nein
●	n=4	5 5 4 2	(11) (21) (7) (15)	nur (11)[3]

GAT 5=falsche oder keine Lösungen
4=falsche und richtige Lösungen
3=70% richtige Lösungen
2=90% richtige Lösungen

▲ momentanes Verlassen der Textwelt (kognitive Reorientierung) in Einzelbild 2, 3 oder 5.

● reaktives Verlassen der Textwelt in Einzelbild 2, 3 oder 5

1 s. Testprozedur S. 94f.
2 s. Testprozedur S. 95.
3 die anderen Textteilnehmer mit einer Hemianopsie hatten bei der Transkodierung keine Probleme, s. etwa (25) auf S. 40.

Übersicht der die Textwelt verlassenden Textteilnehmer in Bezug auf den Kontrolltest und einen Gesichtsfeldausfall (ad 6.1.1.)

Abb. 17

Bezeichnung	Numerierung	Seite
Alf	(9)	78
Beate	(35)	80
Bill	(25)	39, 40
Burt	(20)	75, 76
Burt	(40)	58, 59
Clair	(2)	32, 33
Fritz	(26)	40
Gaby	(30)	25, 26, 68
Gerd	(31)	71, 72, 73
Hans	(18)	30, 77, 78
Isabell	(4)	82
Ives	(1)	32, 41, 42
Jay	(42)	70, 71
Jeany	(3)	42, 43
Jenny	(27)	81
Jonathan	(36)	28, 37, 38
Jürgen	(7)	77, 78
Kathy	(41)	69, 70
Kelly	(43)	68, 69
Lena	(5)	81
Lisa	(17)	28, 29, 83
Lorcan	(37)	64
Manuela	(32)	82
Marilyn	(11)	30
Mark	(15)	76, 77
Peter	(39)	58, 59
Richard	(10)	82, 83
Rob	(19)	31, 41, 47
Rosinge	(34)	57
Tuk	(38)	67, 68
Ulle	(33)	80
Winnie	(13)	64

Übersicht der im fortlaufenden Text zitierten Textvorkommen

Abb. 18

LITERATUR

Bald, W.D., 1977. Testmethoden und linguistische Theorie, Tübingen.

Barthes, R., 1964. Rhétorique de l'image, Communications 4 (40-51).

- 1979. Elemente der Semiologie, Frankfurt.

Bartlett, F.C., 1932². Remembering, Cambridge.

Bátori, I., 1981. Die Grammatik aus der Sicht kognitiver Prozesse, Tübingen.

Bay, E., 1960. Zur Methodik der Aphasie-Untersuchung, Der Nervenarzt 31 (145-154).

de Beaugrande, R.-A., 1980. Text, Discourse and Process, Norwood.

- 1980. Text and discourse in European research, Discourse Processes 3 (287-300).

- 1982. The story of grammars and the grammar of stories, Journal of Pragmatics 6 (383-422).

de Beaugrande, R.-A., Dressler, W., 1981. Introduction to Textlinguistics, London, New York.

Benson, D.F., 1967. Fluency in aphasia : correlation with radioactive scan localization, Cortex 3 (373-392).

Berko Gleason, J., Goodglass, H., Obler, L., Green, E., Hyde, M., Weintraub, S. 1980. Narrative strategies of aphasic and normal speaking subjects, Journal of Speech and Hearing Research 23 (370-382).

Berndt, R.S., Caramazza, A., 1980. A redefinition of the syndrome of Broca's aphasia: Implications for a neuropsychological model of language, Appl. Psycholing. 1 (225-278).

Bever, T .G., 1970. The Cognitive Basis for Linguistic Structures, in: J. R. Hayes. Cognition and the Development of Language, New York.

Blumstein, S.E., 1981. Perception in Aphasia: Its Relation to Language: Comprehension, Auditory Processing, and Speech Production, in: T. Myers et al. (Hg.). The Cognitive Representation of Speech, Amsterdam.

Blumstein, S.E., Milberg, W., Shrier, R., 1982. Semantic processing in aphasia: Evidence froman auditory lexical decision task, Brain and Language 17 (301-315).

Bobrow, D., Collins, A., (Ed.), 1975. Representation and Understanding, New York.

Bradley, D., Garret, M.F., Zurif, E.B., 1980. Syntactic deficits in Broca's aphasia, in: D. Caplan (Ed.). Linguistic Theory and Psychological Reality, Cambridge (Mas.).

Brekle, H., 1972. Semantik, München.

Bremond, Cl., 1964. Le message narratif, Communications 4 (4-32).

Broca, P., 1861. Remarques sur le siège de la faculté du langage articulé suivies d'une observation d'aphemie (perte de la parole), Bull. Soc. Anat. 36 (330-357).

Brown, J., 1977. Mind, Brain and Consciousness. The Neuropsychology of Cognition, New York.

Brown, G., Yule, G., 1983. Discourse Analysis, Cambridge.

Brownell, H.H., Potter H.H., Michelow, D., Gardner, H., 1984. Sensitivity to lexical denotation and connotation in brain-damaged patients: A double dissociation, Brain and Language 22 (253-265).

Buckingham, H.W., Kertestz, A., 1974. A linguistic analysis of fluent aphasia, Brain and Language 1 (43-62).

Bühler, K., 1934[2]. Sprachtheorie, Stuttgart.

Butterworth, B., 1983. Lexical representation, in: B. Butterworth. Language production, vol. 2, London.

Caramazza, A., Berndt, R.S., 1978. Semantic and syntactic processes in aphasia A review of the literature, Psychological Bulletin 85, 4 (898-918).

Caramazza, A., Zurif, E.B., 1976. Dissociation of algorithmic and heuristic processes in language comprehension: Evidence from aphasia, Brain and Language 3 (572-582).

- (Hg.), 1978. Language Acquisition and Language Breakdown. Parallels and Diversities, Baltimore.

Chafe, W.L., 1970. Meaning and the Structure of Language, Chicago.

- 1972. Discourse Structure and Human Knowledge, in: R.O. Freedle, J.B. Carroll (Hg.). Language Comprehension and the Acquisition of Knowledge, New York.

- 1980. The Deployment of Consciousness in the Production of a Narrative, in Chafe 1980.

- (Ed.) , 1980. The Pear Stories: Cognitive, Cultural and Linguistic Aspects of Narrative Production, Norwood.

- 1982. Integration and Involvement in Speaking, Writing and Oral Tradition, in: D. Tannen 1982a.

Chatman, S., 1980. Story and Discourse, Ithaka, London.

Clark, H.H., Clark, E.V., 1977. Psychology and Language, New York, Chicago, San Francisco, Atlanta.

Cohen, G., 1977. The Psychology of Cognition, London.

Cohen, R., Kelter, S., Engel, D., List, G., Strohner, H., 1976. Zur Validität des Token-Tests, Der Nervenarzt 47 (357-361).

Cohen, R., Kelter, S., Woll, G., 1979. Conceptual Impairment in Aphasia, in: R. Bäuerle, U. Egli, A. von Stechow (Hg.). Semantics from Different Point of views, Berlin, Heidelberg.

Cooper, W.E., Zurif, E., 1983. Aphasia: Information Processing in Language Production and Reception, in: B. Butterworth. Language Production, vol. 2, London.

Coseriu, E., 1980. Textlinguistik, Tübingen.

Coulmas, F., 1981. Idiomatizität: Zur Universalität des Idiosynkratischen, Linguistische Berichte 72 (27-50).

Crystal, D., 1980. Introduction to Language Pathology, London.

van Dijk, T.A., 1977. Text and Context, London, New York.

- 1980. Macrostructures, Hillsdale.

van Dijk, T.A., Kintsch, W., 1978. Cognitive Psychology and Discourse, in: W. Dressler (Hg.). Current Trends in Textlinguistics, Berlin, New York.

Dittmann, J. (Hg.), 1979. Arbeiten zur Konversationsanalyse, Tübingen.

Dressler, W. (Hg.), 1978. Current Trends in Textlinguistics, Berlin, New York.

- 1982. Textlinguistik unter Berücksichtigung der Patholinguistik, in: W. Kühlwein 1982.

- 1983 . Philologie und Aphasiologie. Ein Beitrag zur Theorie und Methodik der Patholinguistik, Anzeiger Öster. Akad. phil.-hist.Wiss. 120 (268-285).

Dressler, W., de Beaugrande, R.-A., s. de Beaugrande, R.-A., Dressler, W.

Duncan, S., 1973. Toward a grammar of dyadic conversation, Semiotica 9 (29-46).

Eccles, J.C., Popper, K., 1981. The Self and its Brain, Berlin, Heidelberg.

Eco, U., 1984. Semiotics and the Philosophy of Language, London.

Ehlich, K., 1980. Der Alltag des Erzählens, in: ders., Erzählen im Alltag, Frankfurt.

Ellis, A.W., Miller, D., Sin, G., 1983. Wernickes's aphasia and normal language processing: A case study in cognitive neuropsychology, Cognition 15 (111-144).

Engel, D., 1977. Textexperimente mit Aphatikern, Tübingen.

Evans, R., 1968. A Program for the Solution of Geometric-Analogy Intelligence Test Questions, in: M. Minsky (Ed.). Semantic Information Processing, Cambridge (Mass.).

Faust, Cl., 1957. Zum optischen Erkennungsvermögen und dessen Störungsformen, Studium Generale 10 (391-399).

Fillmore, Ch.J.,1977. Scenes-and-Frames-Semantics, in: A. Zampolli. Linguistic Structures Processing, Amsterdam.

- 1979. On Fluency, in: Ch. J. Fillmore, D. Kempler, W. Wang, 1979.

- 1982. Story grammars and sentence grammars: Some considerations, Journal of Pragmatics 6 (451-454).

Fillmore, Ch.J., Kempler,D., Wang, W., (Ed.), 1979. Individual Differences in Language Ability and Language Behaviour, New York, San Francisco, London.

Foss, D.I., Hakes, D.T., 1978. Psycholinguistics, Englewood-Cliffs.

Frederiksen, C.H., 1977. Structure and Process in Discourse Production and Comprehension, in: P. Carpenter, M. Just (Ed.). Cognitive Processes in Cognition, Hillsdale.

Frege, G., 1892. Über Sinn und Bedeutung, Zeitschrift für Philosophie und philosophische Kritik 100 (25-50).

Freud, S., 1891. Zur Auffassung der Aphasien, Leipzig, Wien.

Friederici, A., 1983. Repräsentation und Verarbeitung von lexikalischer und syntaktischer Information: Psycholinguistische und neurolinguistische Evidenz, Linguistische Berichte 85 (49-63).

- 1984. Neuropsychologie der Sprache, Stuttgart.

Gardner, H., Ling, P., Flamm, L., Silverman, J., 1975. Comprehension and appreciation of humorous material following brain damage, Brain 98 (399-412).

Garnham, A., 1983. What's wrong with story grammars?, Cognition 15 (145-154).

Garnham, A., Oakhill, J., Johnson-Laird, P.N., 1982. Referential continuity and the coherence of discourse, Cognition 11 (29-46).

Gazzaniga, M.S., 1970. The Bisected Brain, New York.

Geschwind, N., 1980. Some Comments on the Neurology of Language, in: D. Caplan (Ed.). Biological Studies of Mental Processes, Cambridge (Mas.).

Gibson, E.J., 1969. Principles of Perceptual Learning and Development, Englewood Cliffs.

Gleason/Goodglass et al., 1980. s. unter Berko Gleason et al., 1980.

Gleber, J., 1980. Sprachliches und Nichtsprachliches Verarbeiten von Texten bei Aphasie, med. Diss., Aachen.

Glinz, H., 1978. Textanalyse und Verstehenstheorie II, Wiesbaden.

Goldstein, K., 1927. Die Lokalisation in der Großhirnrinde, in: A. Bethe (Hg.). Handbuch der normalen und pathologischen Physiologie (Bd. 10).

- 1948. Language and Language Disturbances, New York.

Goodglass, H., 1979. Effect of Aphasia on the Retrieval of Lexicon and Syntax, in: Ch. J. Fillmore et al. 1979.

Goodglass, H., Baker, E., 1976. Semantic field, naming, and auditory comprehension in Aphasia, Neuropsychologia 14 (279-294).

Goodglass, H., Kaplan, E., 1972. The Assessment of Aphasia and Kindred Disorders, Philadelphia.

Gregory, R.C., 1966. Eye and Brain, London.

Grimes, J.E., 1975. The Thread of Discourse, Den Haag, Paris, New York.

Grober, E., Perecman, E., Kellar, L., Brown, J., 1980. Lexical knowledge in anterior and posterior aphasics, Brain and Language 10 (318-330).

Grodzinsky, Y., 1984. The syntactic characterization of agrammatism, Cognition 16 (99-120).

Grossman , M., 1978. The game of the name: An examination of linguistic reference after brain damage, Brain and Language 6 (112-119).

Gülich, E., 1970. Makrosyntax der Gliederungssignale im gesprochenen Französisch, München.

- 1980. Konventionelle Muster und kommunikative Formen von Alltagserzählungen, in: K. Ehlich 1980.

Gülich, E., Heger, K., Raible, W., 1974². Linguistische Textanalyse, Hamburg.

Gülich, E., Raible, W., 1972. Textsorten, Wiesbaden.

- 1975. Textsorten Probleme, in: Linguistische Probleme der Textanalyse, Jahrbuch des Instituts für deutsche Sprache in Mannheim 1973.

- 1977. Linguistische Textmodelle, München.

Gumperz, J., 1982. Discourse Strategies, New York.

Halliday, M.A.K., 1970. Language Structure and Language Function, in: J. Lyons (Ed.). New Horizons in Linguistics, Harmondsworth.

- 1977. Text as Semantic Choice in Social Contexts, in: T. A. van Dijk, J. S. Petöfi. Grammars and Descriptions, New York.

- 1978. Language as Social Semiotics, London.

Halliday, M.A.K., Hasan, R., 1976. Cohesion in English, London.

Hartmann, P., 1975. Textlinguistische Tendenzen in der Sprachwissenschaft, Folia Linguistica 8 (1-49).

Harweg, R., 1968. Pronomina und Textkonstitution, München.

- 1975. Nichttexte, Rudimentärtexte, wohlgeformte Texte, Folia Linguistica 7 (371-388).

- 1981. Aphasie und Linguistik. Zu Roman Jakobsons typologischen Aphasieinterpretationen, in: H. Schnelle (Hg.), 1981.

Hasan, R., 1978. Text in the Systemic Functional Model, in: W. Dressler (Hg.). Current Trends in Textlinguistics, Berlin, New York.

Hastings, H., 1980. Children's Construction of the English Pronominal System, Wien.

Hatfield, F.M., Shewell, Ch., 1982. Some Applications of Linguistics to Aphasia Therapy, in: D. Müller, C. Code (Ed.). Aphasia Therapy, London.

Hatfield, F.M., Zangwill, O.L., 1974. Ideation in aphasia: The picture story method, Neuropsychologia 12 (389-393).

Head, H., 1926. Aphasia and Kindred Disorders of Speech, New York.

Heeschen, C., 1980. Strategies of decoding actor-object-relations by aphasic patients, Cortex 16 (5-19).

Heinz, N., Sirch W., von Wyschetzky, W., 1974. Die Bildergeschichte als Hilfe zur mündlichen Sprachgestaltung, Pädagogische Welt 28 (621-627).

Hinds, J., 1979. Organizational Patterns in Discourse, in: T. Givón. Discourse and Syntax, New York.

Hörmann, H., 1976. Meinen und Verstehen, Frankfurt.

Holenstein, E., 1980. Von der Hintergehbarkeit der Sprache, Frankfurt.

Howes, D., 1964. Application of the Word-Frequency Concept to Aphasia, in: A. V. de Renck, M. O'Connor. Disorders of Language, London.

Hubel, D., 1971. Specificity of responses of cells in the visual cortex, Journal of Psychiatric Research 8 (301-307).

Huber, W., 1978. A Neurolinguistic Look at Language Universals, in: H. Seiler, 1978.

Huber, W., Gleber, J., 1982. Linguistic and neurolinguistic processing of narratives in aphasia, Brain and Language 16 (1-18).

Huber, W., Poeck, K., Weniger, D., 1982. Der Aachener Aphasietest, Göttingen.

Huber, W., Stachowiak, F.-J., Kerschensteiner, M., Poeck, K., 1975. Zur Diagnose von Sprachverständigungsstörungen bei Aphasie, Arch. Psychiat. Nervenkr. 220 (87-97).

Imhasly, B., Marfurt, B., Portmann, P., 1979. Konzepte der Linguistik, Wiesbaden.

Jakobson, R., 1941. Kindersprache, Aphasie und allgemeine Lautgesetze, Uppsala.

- 1956. Two Aspects of Language and Two Types of Aphasic Disturbances, in: R. Jakobson, M. Halle. Fundamentals of Language, den Haag, Paris.

- 1971. Toward a Linguistic Classification of Aphasic Impairments, in: Selected Writings, Bd. 2 (289-306).

- 1971. Linguistic Types of Aphasia, in: Selected Writings, Bd. 2 (307-333), Den Haag, Paris.

Jelitte, H.,(Hg.), 1976. Sowjetrussische Textlinguistik (2 Bde), Frankfurt.

Kalverkämper, H., 1981. Orientierung zur Textlinguistik, Tübingen.

Kastovsky, D., 1982. Wortbildung und Semantik, Düsseldorf.

Kean, M.L., 1975. Agrammatism: A phonological deficit, Cognition 7 (69-83).

- 1977. Linguistic interpretation of aphasic syndromes, Cognition 5 (9-46).

Keller, E., 1981. Competence and performance in aphasia within a performance model of language, Cortex 17 (349-356).

Kertesz, A., 1979. Aphasia and Associated Disorders, New York.

Kinsbourne, M., Warrington E.K., 1962. A disorder of simultaneous form perception, Brain 85 (461-486).

Kintsch, W., 1980. Learning from text, levels of comprehension, or: Why anyone wpuld read a story anyway, Poetics 9 (87-98).

Kleist, K., 1934. Gehirnpathologie, Leipzig.

Kohlert, P.O., 1979. Sprachverständnisstörung bei Aphasie, med. Diss., Aachen.

Koll-Stobbe, A., 1985. Narrative Communication Type vs. Narrative Text Type, in: P. Martin et al. The Tenth Lacus-Forum, Columbia (im Erscheinen).

Kotten, A., 1981. Aphasietherapie, in: G. Peuser, S. Winter. Angewandte Sprachwissenschaft. Grundfragen - Bereiche - Methoden, Bonn.

Krafft, U., 1978. Comics lesen: Untersuchung zur Textualität von Comics, Stuttgart.

Kreiman, J., Ojeda, E. (Eds.), 1980. Pronouns and Anaphora, Chicago.

Kühlwein, W., (Hg.), 1982. Texte in Sprachwissenschaft, Sprachunterricht, Sprachtherapie, Tübingen.

Kussmaul, A., 1877. Die Störungen der Sprache, Leipzig.

Labov, W., 1972. The Transformation of Experience in Narrative Syntax, in: ders. Language in the Inner City, Philadelphia.

Labov, W., Fanshel, D., 1977. Therapeutic Discourse: Psychotherapy as Conversation, New York.

Labov, W., Waletzky, J., 1967. Narrative Analysis: Oral Versions of Personal Experience, in: J. Helm (Ed.). Essays on the Verbal and Visual Arts, Seattle London.

Lakoff, G., 1982. Experiential Factors in Linguistics, in: Th. Simon, R. J. Scholes. Language, Mind, and the Brain, Hillsdale N. Y.

Lakoff, G., Johnson, M., 1980. Metaphors we live by, Chicago.

Lausberg, H., 1960. Handbuch der literarischen Rhetorik (2 Bde), München.

Lebrun, Y., Hoops, R. (Ed.), 1974. Intelligence and Aphasia, Amsterdam.

Leischner, A., 1979. Aphasien und Sprachentwicklungsstörungen, Stuttgart.

Lesser, R., 1978. Linguistic Investigations in Aphasia, London.

Lightfoot, D., 1982. The Language Lottery: Toward a Biology of Grammars, Cambridge (Mas.).

Luria,A.R., 1973. The Working Brain, Harmondsworth.

- 1975. Osnovnye problemy nejrolingvistiki, Moskau.

- 1973b. Two basic kinds of aphasic disorders, Linguistics 115 (57-66).

Mack, J.L., Boller, F., 1977. Associative visual agnosia and its related deficits: The role of tne minor hemisphere in assigning meaning to visual perceptions, Neuropsychologia 15 (345-349).

Macmahon, M.K., 1972. A Bibliography and Selective Summary of Linguistic Studies in Aphasia (mimeographiert).

Marfurt, B., 1980. Textrezeption und Textsorte, Wirkendes Wort 30 (293-311).

Marie, P., 1971. La troisiême circonvolution frontale gauche ne joue aucun rôle spécial dans la fonction du langage (1906), in:M. F. Cole, M. Cole (Ed.). Pierre Marie's Papers on Speech Disorders, New York.

Maturana, H.R., 1982. Erkennen: Die Organisation und Verkörperung von Wirklichkeit, Braunschweig.

Mel'čuk, I.A., Žolkovskij, 1970. Towards a functional 'meaning-text' model of language, Linguistics 57 (10-47).

Milberg, W., Blumstein, S., 1981. Lexical decision and aphasia: Evidence for semantic processing, Brain and Language 14 (371-385).

Miller, G.A., 1981. Trends and debates in cognitive psychology, Cognition 10 (215-225).

Miller, G.A., Johnson-Laird, P., 1976. Language and Perception, Cambridge (Mas.).

Minsky, M. (Ed.), 1968. Semantic Information Processing, Cambridge (Mas.).

Minsky, M., 1975. A Framework for Representing Knowledge, in: P. H. Winston (Ed.). The Psychology of Computer Vision, New York.

Moore, T., Carling, Ch., 1982. Understanding Language: Towards a Post-Chomskyan Linguistics, London.

Morton, J., 1982. Disintegrating the lexicon: An Information Processing Approach, in: J. Mehler, E. C. Walker, M. Garrett. Perspectives on Mental Representation, Hillsdale N.Y.

Obler, L., Menn, L. (Eds.), 1982. Exceptional Linguistics, New York.

Ong, W.J., 1982. Orality and Literacy. The Technologizing of the Word, London.

Osgood, C.E., Miron, M.S., 1963. Approaches to the Study of Aphasia, Urbana.

Palmer, S.E., 1975. The Nature of Perceptual Representation: An Examination of the Analog/Propositional Controversy, in: Schank/Nash-Webber 1975

- 1978. Fundamental Aspects of Cognitive Representation,, in: Rosch/Lloyd 1978.

Penfield, W., Roberts, L., 1959. Speech and Brain Mechanisms, Princeton.

Petöfi, J.S., 1971. Transformationsgrammatiken und eine ko-textuelle Texttheorie, Frankfurt.

Peuser, G., 1977. Sprache und Gehirn. Eine Bibliographie zur Neurolinguistik, München.

- 1978. Aphasie, München.

Pick, A., 1931. Aphasie, in:A. Bethe. Handbuch der normalen und pathologischen Physiologie (Bd. 15), Berlin.

Pike, K.L., 1967. Language in Relation to a Unified Theory of the Structure of Behaviour, Den Haag, Paris.

Pike, K.L., Young, R.E., Becker, A., 1970. Rhetoric: Discovery and Change, New York, Chicago, San Frnacisco.

Pilch, H., 1972. A linguistic view of aphasia, Language Sciences 20 (6-12).

- 1974. La langue et la Compréhension, La Linguistique 10 (79-90).

Plett, H.F., 1974. Text und kommunikative Differenz, Die neueren Sprachen 23 (31-47).

Poeck, K., 1968. Die funktionelle Asymmetrie der beiden Hirnhälften, Dtsch. med. Wochenschrift 93 (2282-2287).

Poeck, K., Kerschensteiner M., Hartje, W., Orgass, B., 1973 a.Impairment in visual recognition of geometric figures in patients with circumscribed retrorolandic brain lesions, Neuropsychologia 11 (311-317).

Poeck, K., 1981. Was verstehen wir unter aphasischen Syndromen?, in: H. Schnelle (Hg.). Sprache und Gehirn, Frankfurt.

- (Hg.) 1982. Neuropsychologie, Stuttgart, New York.

Pörksen, U., 1974. Textsorten, Textverschränkungen und Sprachattrappen, Wirkendes Wort 24 (219-239).

Pribram, K., 1971. Languages of the Brain, Englewood Cliffs.

Propp, V., 1928. Morfologija skazki, Leningrad.

Raible, W., (Typoskript eines Vortrags in Saarbrücken am 6.7.1978). Was ist ein Text? (Unveröffentlicht).

- 1980 a. Edmund Husserl, Die Universalienforschung und die Regularität des Irregulären, in: G. Brettschneider, Ch. Lehmann. Wege zur Universalienforschung (Festschrift H. J. Seiler), Tübingen.

- 1980. Was sind Gattungen?, Poetica 12 (320-349).

de Renzi E., Vignolo, L.A., 1962. The token test: A sensitive test to detect receptive disturbances in aphasics, Brain 85 (665-678).

Rosch, E., Lloyd B., (Eds), 1978. Cognition and Categorization, Hillsdale N.J.

Rumelhart, D., 1975. Notes on a Schema for Stories, in: D. B. Bobrow, A. Collins (Eds). Representation and Understanding, New York, San Francisco, London.

Sandig, B., 1972. Zur Differenzierung gebrauchssprachlicher Textsorten, in: Gülich/Raible 1972.

Sanford, A.J., Garrod, S.C., 1981. Understanding Written Language, Chichester.

Schank, R.C., Abelson, R.P., 1977. Scripts, Plans, Goals and Understanding, Hillsdale N. Y.

Schank, R., Nash-Webber, B. (Eds), 1975. Theoretical Issues in Natural Language Processing, Cambridge (Mas.).

Schneider, G., 1975. Einige Darstellungsarten und die Möglichkeiten ihrer Verwirklichung in Bezug auf die einzelnen Schüler, Hausarbeit zur II. Staatsprüfung, Lüdenscheid.

Schnelle, H. (Hg.), 1981. Sprache und Gehirn, Frankfurt.

Schuell, H.R., Jenkins, J., Jimenéz-Pabón, E., 1964. Aphasia in Adults, New York.

Searle, J.R., 1969. Speech Acts, London.

Seiler, H. (Hg.), 1978. Language Universals, Tübingen.

Sinz, R., 1978. Gehirn und Gedächtnis, Stuttgart, New York.

Sperber, D., Wilson, D., 1981. Pragmatics, Cognition 10 (281-286).

Stachowiak, F.-J., 1978. Some Universal Aspects of Naming as a Language Activity, in: H. Seiler 1978.

- 1979. Semantische Struktur des subjektiven Lexikons, München.

Stachowiak, F.-J., Huber, W., Poeck, K., Kerschensteiner, M., 1977. Text comprehension in aphasia, Brain and Language 4 (177-195).

Stempel,W.-D., 1978. Gestalt, Ganzheit, Struktur, Göttingen.

Stierle, K.-H., 1975. Text als Handlung, München.

von Stockert, T.R., 1984. Theorie und Praxis der Aphasietherapie, München.

Szemerény, O., 1979. Richtungen der modernen Sprachwissenschaft, Heidelberg.

Tannen, D., 1980. A Comparative Analysis of Oral Narrative Strategies: Athenian Greek and American English, in: Chafe 1980.

- 1982. Oral and literate strategies in spoken and written narratives, Language 58 (1-21).

- (Ed), 1982a. Spoken and Written Language, Norwood.

Thurow, J., 1980. Phonetische Struktur und geschriebene Sprache in der Sprachpathologie, Folia Linguistica 14 (213-252).

Titzmann, M., 1977. Strukturale Textanalyse, München.

Ulatowska, H.K., North, A., Mecaluso Haynes, S., 1981. Production of narrative and procedural discourse in aphasia, Brain and Language 13 (345-371).

Ulatowska, H. K., Weiss Doyel A., Freedman Stern, R., Macaluso Haynes, S., 1983. Production of procedural discourse in aphasia, Brain and Language 18 (315-341).

Ullmann, S., 1962. Semantics, Oxford.

Vater, H., 1968. Zu den Proformen im Deutschen, Sprachwiss. Mitteilungen 1 (21-29).

Vygotsky, L., 1934. Myslenie i reč, Moskau.

Wackernagel-Jolles, B., 1973. Nee also, Mensch, weißt du ... Zur Funktion der Gliederungssignale in der gesprochenen Sprache, in: dies. (Hg.). Aspekte der gesprochenen Sprache, Göppingen.

Wagenaar, E., Snow, C., Prins, R., 1975. Spontaneous speech of aphasic patients: A psycholinguistic analysis, Brain and Language 2 (281-303).

Wahmhoff, S., 1980. Inneres Sprechen, Weinheim.

Waldenfels, B., 1980. Der Spielraum des Verhaltens, Frankfurt.

Wallesch, C.W., Kornhuber, H., Brunner, R., Kunt, T., Hollerbach, B., Suger, G., 1983. Lesions of the Basal Ganglia, Thalamus, and deep white matter: Differential effects on language functions, Brain and Language 20 (286-304).

Walsh, K.W., 1978. Neuropsychology, Edinburgh.

Weigl, E., 1975. Neuropsychological approach to the problem of transcoding, Linguistics 154/155 (105-135).

Weigl, E. , Bierwisch, M., 1970. Neuropsychology and linguistics. Topics of common research, Foundations of Language 6 (1-18).

Weinrich, H., 1976. Sprache in Texten, Stuttgart.

Weisenburg, T.E., McBride, E., 1935. Aphasia, New York, London.

Wepman, J.M., Jones, L.V., 1966. Studies in aphasia: Classification of aphasic speech by the noun-pronoun ratio, British Journal of Disabilities of Communication 1 (46-54).

Werlich, E., 1975. Typologie der Texte, Heidelberg.

Wernicke, C., 1874. Der aphasische Symptomenkomplex, Breslau.

Whitaker, H.A., 1971. On the Representation of Language in the Human Brain, Edmonton.

Wienold, G., 1976. Processing: Semantic relations between sentences and between texts, Folia Linguistica 9 (39-44).

Winograd, T., 1975. Frame Representation and the Declarative/Procedural Controversy, in: D. B. Bobrow, A. Collins (Eds). Representation and Understanding, New York, San Francisco, London.

- 1977. Five Lectures on Artificial Intelligence, in: A. Zampolli. Linguistic Structures Processing, Amsterdam.

- 1983. Language as a Cognitive Process, Reading Mas.

Wunderlich, D., 1979. Meaning and Context-Dependence, in: R. Bäuerle et al. (Eds). Semantics from Different Points of View, Berlin, Heidelberg.

Zangwill, O.L., 1978. Aphasia and the Concept of Brain Centers, in: G. A. Miller, E. Lenneberg (Eds). Psychology and Biology of Language and Thought, New York.

Zimmer, H.D., 1983. Sprache und Bildwahrnehmung, Frankfurt.

Zurif, E.A., Caramazza, A., 1976. Psycholinguistic Structures in Aphasia, in: H. and H. Whitaker (Eds). Studies in Neurolinguistics, Bd. 1, New York.

AUTORENINDEX